あきらめていた病気を改善させる

色彩治療の手引き

廣田診療所院長・医学博士
廣田曄子

青春出版社

はじめに

西洋医学は今や診断、治療の中心となっているが、素晴らしい面がある一方で、その限界も見える。西洋医学で治せない病気は諦めるより仕方がない、と考える人がほとんどである。

しかし、治療原理が全く違う色彩治療という、波動による治療で画期的に良くなる多くの疾患があることがわかった。

色の波動を用いて診断、治療をするので病気の波動と同じ波動を持つ何千、何万という色の中から選ぶことは容易ではないが、これを色彩治療を発明なさった加島春来先生の研究所で行なっている。我々国際色彩研究会会員は、この研究所で作られるカラー布や、それを封入した探索棒で診断、治療を行なっている。

この素晴らしい治療が、世界中に広まれば、低開発国や貧しい人々にもお金を掛けずに治療ができる。

私が長年色彩治療を行ってきて、効果が感じられるレベルに達したので、これを国際色彩研究会会員に対して、お知らせするのが、本書の最大の目的だが、一般の方に向けても、この治療法によって治る病気があることを知っていただきたい。

色彩治療に効果があることを証明するにはエビデンスが必要で、学会等に多くの症例を発表しなければならないことは認識しているが、色々難しい面があるため、とりあえずこの本を著し、若い人で後に続く方がおられれば、その方々に今後頑張っていただきたい。そのきっかけになることを願い微力を尽くしたい。

本書は、国際色彩研究会会員向けに書かれた手技書である。まだ改善の余地は多々あると思うし、ツボについては臨床に当たっている最中に探したものなので、間違いやもれもあると思う。間違いやもっと良いやり方があったら、お教えいただきたい。

CONTENTS
目次

第２章 当院での色彩治療の治療法

第３章 中皮腫、神経痛誘発性空洞化骨壊死など

第6章 呼吸器疾患

第11章

膝や腰、足などの痛みの治療　156

第12章

精神疾患

第13章

私の色彩治療研究と実践レポート

第1章

色彩治療とは何か

色彩治療について

ここに述べる治療法は、今までほとんど治らないとされてきた疾患が、短期間のうちに改善するという驚異的な治療である。

その基礎となる治療は、色彩治療という波動治療で、30年近く前に愛媛県松山市の加島春来先生が考案された治療法である。先生は鍼灸師でいらしたので、中国の二千年以上前からの哲学である陰陽五行説にヒントを得て考案された。陰陽五行説は古代からの中国の哲学であり、様々なものを五つに分ける。色もまた五つに分け、臓器も五つに分けて当てはめていく。

これによると、肝は青、心は赤、脾は黄、肺は白、腎は黒といった具合である。加島先生は、肺の悪い患者に白いカラーを当てたところ、症状が改善されたことにヒントを得たのが始まりという。その後他の患者が急に頭痛を訴えたので、血管の異常が関与していると考え、赤色の布を頭に巻いたところ、痛みが治まったので、深く研究しようと思われたという。

色は虹でわかるように、赤系統から青系統まで分ければ無数に分けられ、それぞれの色が異なった波動を持っている。同様に物質にも全て波動が存在する。そこで、人体の組織や臓器、細菌やウイルスなどの波動を色の波動と一致するものを見つけ、その色を用いて治療するのが色彩治療である。

波動治療とは、波動を用いて治療をする方法で、西洋医学では旧ソビエト連邦が国家プロジェクトで開発した、イメディスという機器で微弱な電気を用いて波動を出し、診断治療するといった治療があるのみである。イメディスは薬や手術、放射線といったものがなくても治療できるため、現在でも宇宙ステーションで用いられている。

色彩治療では、電気の代わりに色を用いる。色は無数に存在し、様々な波動を用いることが可能である。ちなみに秋田県の玉川温泉や福島県三春町の岩盤浴も波動を利用した治療だが、この場合は波動を選べないし、波動の種類は少ない。

物質にはすべて波動があり、これを利用する。例えば脳梗塞を治療したい場合、脳梗塞の病理のプレパラートを用い、その標本と最も近い波動を持った色を何千、何万枚の色のついた布から選ぶのである。

このように、治療の原理が現在の日本で行われている医療とは全く違うので、一般の病院では治らない難病なども治るのである。

色彩治療の診断方法

具体的に例を挙げて説明する。例えば、ピロリ菌が患者の体内にいるかどうか調べる時、ピロリ菌の波動と同じ波動の色を何千、何万枚の多くの色のついた布の中で、最も近い色を見つけ、これを15㎝程度の金属棒の空洞に入れる。これを患者の皮膚に当てる。もし、患者がピロリ菌に罹患していると、患者のピロリ菌の波動と検者の持っている金属棒の中の色の波動が相まって、検者の指の拍動が感じられなくなるのである。この指の拍動は、母指と示《し》指《じ》といった、2、3本の指を軽く握ると誰でも感じられる(クローズする)ものであるが、ピロリ菌がいるとこれが感じられなくなるのである。これをオープンするという。この診断法をパワーテストといい、主観的なものであり、今の世のデジタル化した社会では受け入れにくいとは思う。

しかし、人間の感覚に頼る診断、治療だからこそ価値があるとも言える。人間の感覚には、デジタルではわからないことまでできるということである。

以上述べたことは色彩診断を一人で行った場合であるが、二人でもできる。検者が患者の皮膚に調べたいと思う探索棒を当てるところまでは同じである。次に検者の反対側の手で母指と示指でリングを作り、これを第三者の両手で作った二つの輪（母指と示指で作る）で引っ張ってもらう。検者の母指と示指で作った輪が開けば異常（オープン）で、開かなければ正常（クローズ）である。疾患の色の探索棒を患者に当てて、輪が開けば（オープンすれば）、患者にその疾患があり、輪が開かなければ（クローズならば）、患者の体にはその疾患はないということになる。

この方法を用いれば診断は容易で、短時間のうちに色々な診断ができる。ただ、問題点はこの検査法をデジタル化することができないことである。どうしても指が開くか否かで判断しなくてはならず、客観的診断とは言えない。色々と研究がなされ、何とかデジタル化しようとしたができなかったということである。

加島春来先生が開かれた加島色彩研究所では、診断のための探索棒を作っておられ、その数は数万本にも及ぶという。この色彩治療の効果は素晴らしく、加島先生はノーベル賞をとりになって当然と思う。

様々な病気・怪我に対応

当院ではルーティーンの検査として、小さな総合病院が診断するくらいの探索棒を有している。すなわち、炎症反応の有無、癌の有無やその種類、インフルエンザや新型コロナウイルス、ヘルペスなどのウイルス、結核菌や肺炎球菌、ブドウ球菌、連鎖球菌や緑膿菌《りょくのうきん》、さらにそれらの耐性菌といった細菌類、お腹で主に増えるノロウイルスやロタウイルス、病原性大腸菌、O－157、O－111、キャンピロバクターなど。さらにピロリ菌、スピロヘータや寄生虫も調べる。寄生虫は回虫、鉤虫などのポピュラーなものから、日本住血吸虫、ツツガムシ病、さらに外国で多く見られる寄生虫まで調べられる。

また、放射性物質が体内にあるかも調べる。その他コラーゲンの異常や甲状腺ホルモン、副腎皮質ホルモンの異常も調べる。さらに咬合障害、骨粗鬆症、歯槽骨《しそうこつ》の細菌が身体中にばらまかれているかどうか、なども調べる。これら全ては、5分も掛からずに詳しく調べることができる。西洋医学で検査すれば、数十日かかることもある。次に患者の訴える症状によって、調べる探索棒を選んで診断するのだが、脳と心臓、不整脈、肺線維症は患者全員を対象に検査している。

また、最近はIL－6、IL－5、TNF－αといった炎症を引き起こす物質（炎症性サイトカイン）やその働きを抑制する生物製剤のカラーも出来ている。すなわち、インフリキシマブ、アダリムマブ、トシリズマブ（アクテムラ）などである。これらの薬は消炎作用は強く、膠原病などにはよく効くが、副作用も色々あり、主なものとして肺線維症、感染症、アレルギーなどを引き起こす可能性がある。しかし、色彩治療ではこれらの副反応は起こらない。これらのカラーは、膠原病や長期間治らない膝の疼痛や腰痛で反応することも多い。

患者の訴えによって調べる探索棒として、当院には痛みの場合、腰痛30本、膝関節痛30本、股関節15本、肩関節や足、指の痛み30本がある。

脳神経疾患では、アルツハイマー40本、パーキンソン病30本、小脳失調症20本、振戦病6本、中枢の異常40本、その他、である。

胃腸関係では、胃が40本、腸が10本、肝臓疾患では40本、腎疾患では15本、膀胱疾患では10本、胆石、胆のう炎関係では15本、膵臓疾患では5本。

肺炎、気管支炎、副鼻腔炎などでは30本、細菌は30本、ウイルスは20本。

目は70本、耳は10本、めまいは15本、歯は15本、婦人科は30本、前立腺肥大は20本。

精神疾患や自律神経関係は30本の探索棒がある。


症状から推測される部位の探索棒の中から、オープンする探索棒を選ぶ。すなわち、基本の棒や、疾患が疑われる部位の棒を検査して、オープンするものを全て選ぶ。ツボには鍼灸治療で使用する、中国古来から用いられてきたツボもあり、色彩治療専用で用いられるツボもある。当院では、古来から用いられてきた鍼灸のツボを用いている。

疾患によってカラー布を貼るべきツボはいくつかある。例えば、狭心症がある場合、そのツボは、狭心症の探索棒を近づけるとクローズするツボであるが、支正（右）、郄門（左）、小海（右）、湧泉（左）、衝門（左）、雲門（左）、耳門（左）、大椎、極泉（右）といった具合に、九つある。この中で最も反応が強いツボを見つけて、これを主に治療する。さほど強く反応しないツボでもカラー布を貼付しておくとよい。カラー布は全て1・5㎜～2・0㎜四方に切っておく。

　このように、疾患に対応する経絡のツボを用いる方法は、国際色彩治療研究会の佐藤正喜先生が考案されたものである。疾患によってクローズするツボは決まっている。前述のように、一つの疾患で多数のツボがクローズすることも多いので、疾患が多ければ非常に多くのツボでクローズすることになる。

　疾患のツボの記載に関しては、臨床の現場で患者の治療中に記載したものがほとんどなので、短時間のうちに探さなくてはならず、間違いも多いと思われる。間違っていたら教えていただきたい。

第2章 当院での色彩治療の治療法

経絡と病気のカラー

当院では従来から、色彩治療の基本的方法として、経絡のツボにカラーを貼る方法を採用してきた。これは、国際色彩研究会会員の佐藤正喜先生が考案なさったもので、鍼灸治療で用いられるツボを用いる。ツボにはそれぞれ国際色彩研究所で作製されている、病気の波動と同じ波動を持った色のついた布に対応している。

例えば脳梗塞を例にとってみよう。色彩治療ではその主穴は右陽谷である。これは一般的に鍼灸治療でみられる効能とは全く別である。つまり、右陽谷に鍼や灸を行っても脳梗塞は治らないが、脳梗塞と同じ波動を持つ色のついた布を貼ると治る例がある。この場合、脳梗塞のカラーを貼ってもよいが、もしも脳梗塞の症状が出なくて非常に軽い場合は、脳梗塞より強くオープンするカラーでもよい。

当院ではニコチンアミドモノヌクレオチド（以下NMNとする）を用いている。これは若返り、老化防止作用のある物質で、それをカラー化したものである。大体の疾病はこのNMNとU2光総合という、一緒に貼ったカラーを長持ちさせるカラーを先に貼る。しかしながら脳梗塞の症状が確認できる場合には、脳梗塞のカラーとNMNのカラーを比べると脳梗塞の方が強くオープンする。その場合は脳梗塞のカラーも一緒に貼る（図1）。

また、最近では新型コロナウイルスの感

図1　カラーの貼り方の例

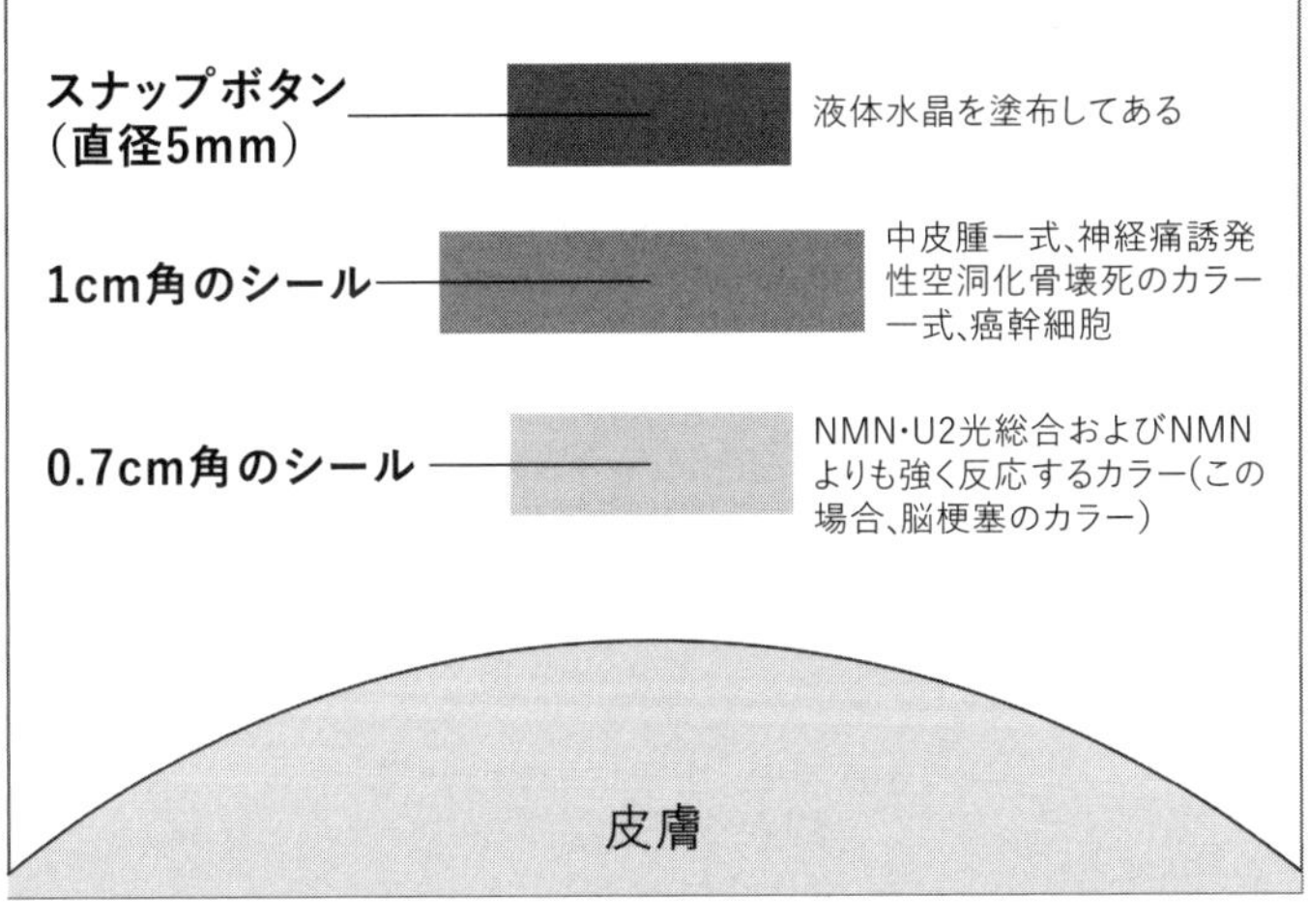

染により、後遺症も増えている。探索棒の新型コロナウイルス後遺症がＮＭＮよりも強くオープンしたら、これもＮＭＮ・Ｕ２光総合に加える。

このようにして作ったシールを、その疾患のツボに貼る。ツボを決める方法は、たとえば脳梗塞のツボを決める場合、全身を脳梗塞の探索棒でみて、クローズするツボが脳梗塞のツボである。その主穴は、その中で最も強くクローズするツボである。ツボは一つの疾患に対して複数存在することが多い。多いものでは20箇所、30箇所ということもある。主穴は一つもしくは二つであるが、主穴以外のツボにも全て貼った方がよい。これでオープンしない時は、この０・７㎝角のシールの上に、中皮腫一式、神経痛誘発性空洞化骨壊死一式、癌幹細胞一式を入れた１㎝角シールを貼る。それでもオープンしない場合はスナップボタンを貼る。スナップボタンは金属製なので、下のシールを長持ちさせる。

図2　ミトコンパルスのエンピツ型

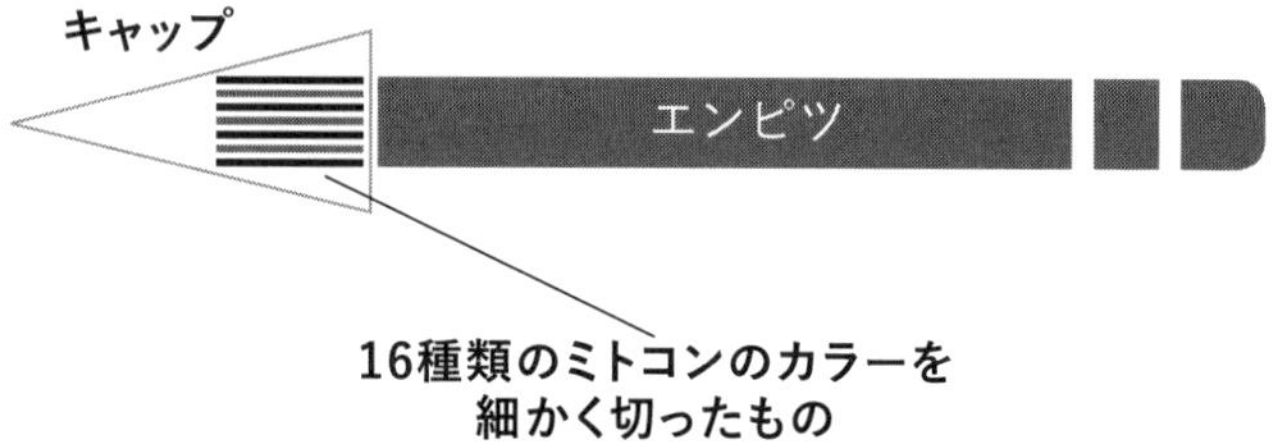

シールを貼る前に、主穴にミトコンパルスで刺激を加える（図2）。

ミトコンパルス

ミトコンパルスとは、電気針を改良したものである。電気針の針を除いて、その代わりにミトコンドリアの探索棒を短く切断して、中にはミトコンドリアのカラー20数種を入れたままにして、電気針の本体に接続したものである。これは、国際色彩研究会会員の岩渕文夫先生が考案されたものである。

ミトコンドリアとは、細胞の中に数百から数千もある器官で、ATPを産生する働きをする。ATPができるとエネルギーを生み出す。つまり、ミトコンドリアはエネルギー産生の元である。ミトコンドリアのカラーを電気針の先端に装着することにより、刺激されたツボにミトコンドリアが大量にエネルギーを注ぐから効くのであろうか。

はじめは一番弱い波動でかける。ツボに当たると痛みを感じる。痛みが弱くなってきたら、もう一段階強い波動を加える。

脳梗塞の発作が見られるような重症の場合は、一番弱い波動でも飛び上がるほどの痛みを感じる。その場合は時々休んでもよい。このミトコンパルスによる治療は非常に有効で、特に重症患者の場合、すぐに症状の改善が見られるので助かっており、重症の方はミトコンパルスのみをかけに頻回に来院してもらうことも多々ある。1日おきくらいにミトコンパルスをかけにくる患者もおり、この場合数週間でひどい症状も改善してしまう。

普通はミトコンパルスをかけてからシールを貼るのだが、シールを貼ってしまった後は、シールの横からかけられる。

ミトコンパルスは手作りでできており、患者へ販売することはできない。患者が自宅で治療を行いたい場合は、ミトコン16種（表1）とNMNをエンピツのキャップに封入して、テープなどでキャップが開かないように加工したものを作製し、これを患者に渡してスナップボタンの上からタッチする。その際、患者のつむじの毛髪の上にNMN、U2光総合を貼ったシールをヘアピンに巻きつけて取り付けると、急速に波動が合谷から出て行く。合谷はこのようにシールを貼ってオープンになったツボの波動が出て行く部位なので、治療中はシールが外れないようにしなければならない。

NMN・U2光総合をツボに貼っただけでは、多くの場合病気に対応したツボはオープンにならない。何かが貼り足りないのである。色彩治療では、いかに治療したいツボをオープンに持っていけるかが、最大の課題である。この時、多くの患者が罹る可能性があり、病気に深く関与するカラーを貼る。それが次に述べる中皮腫、神経痛誘発性空洞化骨壊死、癌幹細胞である。

これらの探索棒が、NMNを貼った上から調べてクローズになれば貼るのである。これらを貼ってもオーラがクローズするようなら、直径5㎜のスナップボタンに液体水晶を付着させた

表1　16種類のミトコンのカラー
（カラーはそれぞれ加島色彩研究所で作られたもの）

ミトコンドリアDNA病
ミトコンドリアAパターン
ミトコンドリアBパターン（B1+B2）
ミトコンドリアCパターン（C1+C2）
ミトコンドリアDパターン
ミトコンドリアEパターン（E1+E2）
ミトコンドリア震顫病
ミトコンドリア基本
ミトコンドリア解糖系
ミトコンドリア解糖系2
ミトコンドリア活性化
ミトコンドリアI
ミトコンドリアII
ミトコンドリア解糖系に併用（ALS）
U2（総合ミトコンドリア）

ものを上から貼ると、カラーが長持ちする。つまり長くオープンし続ける。

スナップボタンを貼る理由は、スナップボタンが金属だからである。金属、特に波動を伝えやすい金属に液体水晶を付着させると、水晶の光の波動を全て分光する作用により、オーラを貼ったのと同じ作用になる。これを金属がずっとツボに伝え続けるので、カラーの作用が長持ちするのである。

その後、筆者はミトコンドリアAパターンとミトコンドリア1が、16種類のミトコンドリアのカラーの中で最も強いことを確かめたので、これらをNMN、U2光総合を一緒にして貼ってみた。すると今まで三種（神経痛誘発性空洞化骨壊死と中皮腫、および癌細胞一式）を貼らなくてはならなかったところ、癌幹細胞一式は大概のツボでオープンとなり、二種でよくなった。本文では三種を貼ることで治療している。

ミトコン16種は新型コロナウイルスやインフルエンザに関するツボには必ず貼る必要がある。しかし癌患者では癌のツボである左湧泉2点と任脈、督脈関連の一連のツボは必ず三種にしなければならない。

さらに最近は、新型コロナウイルスに感染した人が多いためか、新型コロナウイルス後遺症も強くオープンするなら貼らなくてはクローズにならないことがある。この場合、NM

N・U2光総合と一緒でよい。新型コロナウイルス後遺症というカラーは、数種の漢方薬に亜鉛を加えたもので、重層カラーである。新型コロナウイルス後遺症以外にも応用範囲は広く、かなり強力なカラーである。

このように、貼り方には常に改善があるので、いかに簡略にして効果を挙げるかを考えてゆかねばならない。

色彩治療の基本的な手順は以下の通り。

①診断する病気の探索棒を選ぶ。病気がある場合、ツボ以外の皮膚にその病気の探索棒をタッチすると、その探索棒はオープンになるが、その病気のツボでは逆にクローズになる。

②皮膚に当てて、ある病気の探索棒がオープンした場合、病気のカラーやNMNを病気のツボに貼る。必要に応じて二種、三種またはミトコン16種を貼り、足りない時はスナップボタンを貼る。

③病気が治るとツボがオープンする。

第3章
中皮腫、神経痛誘発性空洞化骨壊死など

癌、中皮腫、神経痛誘発性空洞化骨壊死

神経痛誘発性空洞化骨壊死とＮＩＣＯ一式、中皮腫一式、癌幹細胞一式の三種のカラーは様々な病気に関与している。しかし、そのことはあまり知られていない。そもそも、中皮腫や神経痛誘発性空洞化骨壊死があまり知られていない。ほとんどの病気で、これらの関与が色彩治療上見て取れる。というのは、多くの場合この二種類があるいはどちらかクローズとなるのである。癌幹細胞のカラーも多くの疾患のツボでクローズとなる。しかも患者が癌に罹患している、していないに関わらずである。

具体的にどのようなカラーかというと、中皮腫は胸膜中皮腫、心膜中皮腫、腹膜中皮腫、

房室結節中皮腫のどれかである。

神経痛誘発性空洞化骨壊死はＮＩＣＯ１、ＮＩＣＯ２、ＮＩＣＯ３、ＮＩＣＯ４、ＮＩＣＯ重層があり、これらは歯槽骨に巣食う細菌がどの臓器に取り付いていて、障害を引き起こすかによって分類されている。例えばＮＩＣＯ１は脳、ＮＩＣＯ２は中枢……といった具合である。癌幹細胞に関しては、癌幹細胞Ｍ、癌幹細胞Ｆ、癌幹細胞ＭＦ１、癌幹細胞ＭＦ２、Ｕ２［癌幹細胞］、素領域［all human4］である。

中皮腫のうち一つでもオープンすれば、全ての中皮腫のカラーをツボに貼る。また神経痛誘発性空洞化骨壊死やＮＩＣＯのうち、どれか一つがオープンすれば全てを貼る、という具合にしている。これらのうちの一つだけを貼ると、今まで何でもなかったカラーがオープンすることがあったため、全てを貼っている。

最近の治療方針では、中皮腫、神経痛誘発性空洞化骨壊死やＮＩＣＯ、癌幹細胞を貼ってもオーラでクローズする場合、ミトコンドリア16種を用いることもある。

ミトコンドリア16種を用いることができる患者では、それ以前と比べて病気の改善が早くなったように感じられる。もちろん全てのツボにミトコンドリア16種を貼るのではなく、ミトコンドリアの探索棒がクローズになったツボのみに貼ることになる。三種では貼っても、オーラでクローズしてしまうツボには、ミトコンドリア16種を貼った方がよい。このようなツボは、病気の勢いが強い場合と思われる。

中皮腫は反応する全ての患者で治療している。当院に来られる患者で、中皮腫が反応しない人はほんの時たましかいない。ほとんどの人が中皮腫を持っている。治りにくい痛み、治りにくい病気を持っている人には中皮腫が関与している可能性が高いと思う。

これに対し、神経痛誘発性空洞化骨壊死は反応しない人は結構多い。

癌幹細胞は、癌が体のどこかにある人、過去に癌にかかった人で、痛みのある人に反応することが多い。

中皮腫について

中皮腫はあまりよく知られていないが、患者数の多い疾患である。アスベストを吸入すると、長い年月が経つうちに胸膜や腹膜、心膜などを刺激して、これらの膜が肥厚《ひこう》して害をなす。胸膜中皮腫は肺を圧迫するし、腹部に進展することもある。

当院で使用している探索棒は、中皮腫、胸膜中皮腫、心膜中皮腫、腹膜中皮腫、房室結節中皮腫である。

中皮腫は、最近ではアスベストの工場などに勤務していた人が、アスベストを吸入したために、何十年か経って中皮腫となり死亡したりしたため、訴訟問題となっているとテレビの報道などで話題になっている。一般の人々もかなりの確率で中皮腫を持っており、症状がないために見過ごされることが多い。しかし、色彩診断をすると、多くの疾患に関与して治癒しにくくしている。

しかも中皮腫は、西洋医学的には根本的な治療法はない。胸膜や腹膜、心膜といった膜の肥厚を起こすので、手術でこの肥厚した部分を切除するのが、西洋医学での主な治療である。根治ではないので、時が経てばまた肥厚する。

色彩診断で見る限り、中皮腫は全身の臓器に及び、害をもたらす。

日本は先進国で最も遅くアスベストを規制した国なので、中皮腫の患者が非常に多い。中皮腫も末期になると診断がつくが、根本的治療がないため、重症になれば死に至る。

中皮腫のツボを以下に記す。なお、主穴は◎のツボであるが、臨床の合間でツボを探すため、正確でないところも多いと思う。各自で確認していただき、できれば間違っているところをご指摘願いたい。

・中皮腫：◎右神蔵、右労宮、左肩井、左衝門、左湧泉、左中封、左築賓

・胸膜中皮腫：◎左衝門、左霊道、右天府、右俠白、左内膝眼、左足三里、左肩髎、左手五里、左尺沢、左孔最、左郄門、左聴宮

・心膜中皮腫：◎左衝門、左雲門、左蠡溝、左内膝眼、左曲泉、左中封、右天府、右俠白、左湧泉、左築賓、右兪府、右幾中、右神蔵、右霊墟

・腹膜中皮腫：◎関元、左衝門、腰兪

・房室結節中皮腫：◎関元、左経渠、右兪府

注）ここ以降も、主穴は◎、次に重要なツボは○で表す。

次に私がこれまで治療してきた症例を挙げる。

症例１　中皮腫のために全身に浮腫をきたした症例
年齢　59歳　男性
既往歴　10年前に脳梗塞の発作を起こし、右半身不全麻痺

５〜６年前から両下腿の浮腫が見られ、４ヶ月前から下半身全体に浮腫が起こり、病院を回ったが原因不明と言われた。利尿剤は処方されたが、浮腫は改善しない。

血圧１１２／90、体重83kg、浮腫は下腿を中心に腹部、腰部もひどく、全身にみられる。特に下肢は重たそうで歩くのも辛くみえる。

色彩診断では中皮腫、房室結節中皮腫、発作性心房細動、総胆管結石、胆道感染が反応した。ＴＮＦ－αがオープンし、ＮＭＮよりも強くオープンしたので、ＮＭＮと共に全身のツボに貼った。房室結節中皮腫は不整脈を起こすし、発作性心房細動もあることを考えると、心拍出力が弱まっていることも考えられる。

治療は、中皮腫の主穴である右神蔵と房室結節中皮腫や腹膜中皮腫の主穴である関元にミトコンパルスをそれぞれ20分ずつかけた。そのほか、神経痛誘発性空洞化骨壊死の主穴である左衝門にも20分位ミトコンパルスをかけた。そして全身の反応するツボの全てにNMN、U2光総合、中皮腫一式、ミトコン16種のカラーを貼り、スナップボタンも必要だったので、これも貼った。

1週間後に来院し、腹部から臀部にかけてほっそりしてきたという。体重を測ってみると83kgの体重が77kgになっていた。その間、利尿がついていた。治療中も排尿をもよおしていたので、利尿作用は治療中にも見られたと思う。

治療後3週間が経つと、体重は74kgになり、足がほっそりして今まで履けなかった靴が履けるようになった。また息切れがなくなった。

治療後5週間が経つと、体重は72kgとなった。中皮腫のための浮腫の原因の一つとしては、心臓への中皮腫の浸潤により、心機能が悪くなることが挙げられる。また、腹膜中皮腫のためにリンパや静脈のうっ滞も考えられる。

利尿剤を多く投与しても改善しなかった浮腫が軽減したことは、画期的なことと思う。浮腫の軽減に有効だったのは、特にミトコンパルスが挙げられる。ミトコンパルスなくして、このように早く浮腫は取れなかったと考える。

神経痛誘発性空洞化骨壊死について

神経痛誘発性空洞化骨壊死は歯槽骨に細菌が巣喰い、骨を溶かして空洞にして棲みつき、その細菌が身体の様々な部位に飛んで身体に障害を引き起こす。その空洞の中にあるのは、抗生剤が効かない耐性菌を含んでいる。

多くは、歯肉炎などの歯の炎症がある場合が多く、歯に痛みなどの不快感があることが多い。歯肉を傷つけないように丁寧に歯磨きし、歯肉の炎症を防ぎ細菌の侵入を防ぐことが必要である。あまり自覚症状がなくても、神経痛誘発性空洞化骨壊死が活動していることもある。

歯槽骨が溶けて空洞となった場合、これをボーンキャビテーションという。神経痛誘発性空洞化骨壊死をなくしたければこの空洞、ボーンキャビテーションを修復しなければならない。その主穴は右伏兎のようである。これも必ず治療しなければ、根本的に治したことにならない。

歯槽骨に巣喰った細菌が、どの臓器に行きやすいかによって色彩治療では分類される。この関連のカラーとしてＮＩＣＯ１（脳）、ＮＩＣＯ２（中枢神経）、ＮＩＣＯ３（皮膚）、ＮＩＣＯ４、ＮＩＣＯ重層　がある。

神経痛誘発性空洞化骨壊死のツボは主穴が左衝門である。しかしこれのみを治療しても完全ではないので、左内膝眼も治療することが必要である。

神経痛誘発性空洞化骨壊死はその名の通り、神経痛を引き起こすので、痛みのある患者さんには必ず治療する必要がある。痛みでなくても慢性疾患の場合、神経痛誘発性空洞化骨壊死が関与する場合が多いので、左衝門と左内膝眼は必ず貼った方がよい。

また近年、歯周病が脳梗塞、脳出血、心筋梗塞、糖尿病などに関係していると言われるようになった。その意味でも神経痛誘発性空洞化骨壊死の治療は重要である。

神経痛誘発性空洞化骨壊死とＮＩＣＯのツボは以下の通りである。

- **神経痛誘発性空洞化骨壊死**：◎右衝門、右陽谿、右行間、左曲泉、左聴会、右極泉、左湧泉、関元、右天府、右俠白、左内膝眼
- **ＮＩＣＯ１**：◎関元、左築賓、左衝門、左聴会
- **ＮＩＣＯ２**：◎左衝門、左内膝眼、左蠡溝
- **ＮＩＣＯ３**：◎大椎、関元、右天府、右俠白、左蠡溝、左築賓、左陰陵泉、左曲泉、右丘墟
- **ＮＩＣＯ４**：◎右合陽、左陰谷、左湧泉、左曲池、右膈関

・ＮＩＣＯ重層：◎会陰に相当する足首上部のツボ、左太谿、右丘墟、左衝門、関元、膻中

症例２　神経痛誘発性空洞化骨壊死の治療で軽快した慢性副鼻腔炎の一例

年齢　82歳　男性

既往歴　20歳代で肺結核
2年前に狭心症を発症

10年前から後鼻漏《こうびろう》があり、黄色い痰が、うがいの度に出る。鼻も詰まっていたが、耳鼻科で抗生剤をもらっても治らなかった。

はじめに甘いものを摂るのをやめるように指導した。神経痛誘発性空洞化骨壊死がオープンしたので、膝の上に円形に神経痛誘発性空洞化骨壊死とＮＩＣＯ１、２、３、４、ＮＩＣＯ重層及びボーンキャビテーションを貼った。当時は、まだ神経痛誘発性空洞化骨壊死のツボが左衝門と左内膝眼であることが分からなかったので、膝頭の円を上下の歯になぞらえて、１㎝おきくらいに貼っていた。すると2週間ほどして来院した

時には痰が少なくなったという。この時再度同様の治療をしたところ、その2週間後には痰は黄色くなくなって、鼻の通りが良くなったという。

その後は神経痛誘発性空洞化骨壊死も反応しなくなったので、排膿散及湯エキス3包と十全大補湯エキス3包を処方して経過を見たところ、1年後には鼻はすっかり良くなった。

一般の医療機関にかかると、副鼻腔炎の場合、抗生剤が出される。しかし、抗生剤にはすぐに耐性菌が出来てしまって効かなくなる。あるいは、神経痛誘発性空洞化骨壊死は耐性菌の集まりなので、全く効かない場合も多い。

したがって、色彩治療で神経痛誘発性空洞化骨壊死を退治し、病根を断つことが非常に有効である。このとき、ボーンキャビテーションを治療して、骨を修復することも必要なので、神経痛誘発性空洞化骨壊死のツボである左衝門、左内膝眼と共に右伏兎にも貼っておくことが大事である。できればミトコンパルスをこれらのツボにかけることが望ましい。

症例3　三叉神経痛が神経痛誘発性空洞化骨壊死とボーンキャビテーションの治療により改善した一例

年齢　74歳　女性
既往歴　特になし

30代の時に左下の知歯（親知らず）を抜歯し、その後異常がなかったが、その粘膜が腫脹し痛みがあった。治らないため歯科に行ったが、そこでは「当院では診ることが出来ない」と断られた。

その後数日して神経痛の痛みが起こり始めた。しかし歯科医にはこの神経痛を「治すことが出来ない」といわれた。痛みは激痛で、特に発作的に激痛が起こると、背中を丸めて痛みをこらえるという。夜も痛みで眠れない。この痛みが治らず、絶望して自殺する人さえいるという。

私の診療所に来院した時は、痛みが起こって2週間が経っていた。神経痛があり、左知歯を抜歯した後が歯肉炎となり痛み、その痛みが左顎に放散するという。左下の前歯も歯肉炎を起こしていた。

当時は経絡治療を行なっておらず、膝にある歯に相当する部位（ツボ）に神経痛

誘発性空洞化骨壊死やNICO一式、ボーンキャビテーションを貼った。(図3)

その上にスナップボタンを貼り、カラーが長く効くようにしたつもりだったが、痛みは少し軽減した程度であった。今にして思うと、神経痛誘発性空洞化骨壊死やその関連物のみしか貼らなかったので、効果が続かなかったのではないかと思う。中皮腫も関連しているかもしれないし、癌幹細胞も疑ったほうがよかった。また、ヘルペスや他の細菌、ウイルスも確認して関与の有無を調べるべきであった。

痛みが1ヶ月も取れないので、パックを作製した。丈夫なポリエチレンの袋(7×7㎝)に心電図用のゼリーを満たし、これに神経痛誘発性空洞化骨壊死や各種のNICO、ボーンキャビテーションを約5㎜角のチップ状にしたものを入れて、封をし

図3 神経痛誘発性空洞化骨壊死の局所治療

(上歯は膝蓋骨の下がツボで、
下歯は膝蓋骨の上がツボである)

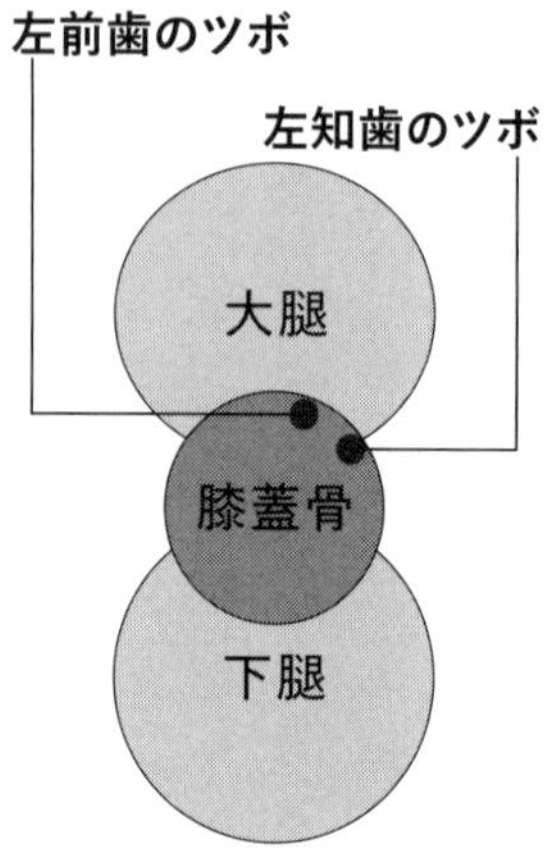

神経痛誘発性空洞化骨壊死やNICO、ボーンキャビテーション、光総合、NMNを貼り、その上にスナップボタンを貼った。

たものである。

このパックを患部の痛いところに当てると眠れるようになった。そして昼間もパックを当て、膝の上の治療もしているうちに、３ヶ月くらい経って痛みはだいぶ軽減した。４ヶ月くらいで全く痛まなくなった。


今だったら、神経痛誘発性空洞化骨壊死のツボである左衝門と左内膝眼にミトコンパルスをかけ、他のツボも合わせて（左衝門、左内膝眼、右行間、左曲泉、左聴会、右極泉、右陽谿）ＮＭＮとＵ２光総合のシールを貼り、その上に神経痛誘発性空洞化骨壊死とＮ－ＣＯ一式、中皮腫一式、癌幹細胞一式を合わせたシールを貼り、さらに必要ならば、つまりクローズするツボにはスナップボタンを貼る。また、ボーンキャビテーションのツボである右伏兎も同様に貼る。ＮＭＮよりもボーンキャビテーションの方が強くオープンする場合には、ボーンキャビテーションのカラーもＮＭＮと一緒に貼る。ボーンキャビテーションの主穴以外のツボ（右尺沢、左内膝眼、左衝門、右極泉、左間使、左霊道）にも同様に貼る。

それでも痛みがある場合には、前に述べたパックを痛いところに付ける。痛みのある場所の皮膚にＮＭＮ、Ｕ２光総合、神経痛誘発性空洞化骨壊死、Ｎ－ＣＯ一式、中皮腫一式、癌幹細胞一式、その上にパッチを貼ってもよい。

症例4　神経痛誘発性空洞化骨壊死の治療により改善した一例
年齢　68歳　男性
既往歴　特になし

半年前から皮膚がかゆくなり、かいた後は皮疹が出来、夜も眠れず苦しい。皮膚科を受診したところ、原因不明の湿疹だといわれた。アレルギーの検査でも何も出なかった。かゆみ止めの薬を処方されたが、一向に良くならず、当院を受診した。

このようにかゆみがひどく、長引く湿疹は細菌感染が関与していることが多い。皮膚科では歯槽骨の細菌が関与していることまではわからない。一般の細菌、ウイルスをみたが、どの探索棒もクローズで異常ではなかった。

神経痛誘発性空洞化骨壊死とＮＩＣＯのツボである左衝門と左内膝眼、およびボーンキャビテーションのツボである右伏兎にミトコンパルスをかけ、これらのツボにＮＭ

N、U2光総合を貼り、その上に中皮腫一式、神経痛誘発性空洞化骨壊死、NICO一式、癌幹細胞一式を貼った。オーラで見たところオープンしたので、その上にスナップボタンを貼った。一般の細菌のツボである左上巨虚や、ウイルスのツボである右上廉にも同様なカラーを貼った。なお、皮膚関連の探索棒は反応しなかった（いずれもクローズ）。

1ヶ月後に来院したところ、ひどい湿疹は改善し、かゆみもすっかり取れたという。皮膚科で出された薬は来院前と変わらない。

皮膚科では掻きくずして湿疹が慢性的にひどくなった時、抗生物質を出すことが多い。この症例には出ていなかったが、抗生物質では歯槽骨に巣食う細菌を消すことはできない。歯槽骨の骨壊死を起こしている細菌は、抗生物質に耐性のある菌が多いからである。

第４章
癌

癌幹細胞について

癌幹細胞は癌の転移や再発を起こす細胞であり、癌患者の治療で癌幹細胞をいかにして消失せしめるかが、世界中の癌学者の研究対象である。

色彩治療では癌幹細胞のツボは任脈、督脈上のツボおよび左湧泉である。主穴は左湧泉であり、左足底に二つある。癌幹細胞は様々な疾患のツボでもクローズになり、それはＮＭＮを貼った後でもクローズになる。その理由はわからない。数年以上癌がなかった人ではどこもクローズにならない。

任脈上のツボは廉泉、天突、膻中、鳩尾、建里、陰交、関元であり、督脈上のツボは瘂門、大椎、至陽、右膈関（膀胱経）、中枢、命門、左腎兪（膀胱経）、腰兪である。

癌患者では、これら全てのツボおよび左湧泉で癌幹細胞がクローズになる。

その他でこれらのツボがクローズするのはヘルペス後遺症、更年期障害、生物製剤、すなわちインフリキシマブ、アダリムマブ、ナタリズマブ、アクテムラなど。また、炎症を強く引き起こす物質であるインターロイキン６（ＩＬ－６）、ＩＬ－５、ＴＮＦ－αやキャッスルマン病でもこれら全てのツボにＮＭＮ、Ｕ２光総合、中皮腫一式、ＮＩＣＯ一式、癌幹細胞一式、および必要ならばスナップボタンを貼らなくてはならない。

当院では中皮腫一式、神経痛誘発性空洞化骨壊死一式、癌幹細胞一式を三種と称して、まとめて一つのシールに貼り付けて用いている。

症例５　肺癌の症例
年齢　　58歳　女性
既往歴　　特になし

健診の時、胸部レントゲンにて陰影を指摘、肺癌の可能性が高いので専門医に診てもらうように指摘され、当院を受診。

当院では、癌の診断はｉｐS癌①で診ている。オープンならば癌があることになる。小さい癌の場合はＣ－エレガンスの検索棒がオープンになる。

当患者ではｉＰS癌①がオープンした。肺癌、脳腫瘍、悪性リンパ腫の探索棒がオープンした。癌と診断したら、部位はどこであれ左湧泉と任脈、督脈の前記した全てのツボが反応する（クローズする）はずである。

足底の左湧泉の2点（親指に近い方が強く反応するが、両方に貼った方がよい）および任脈、督脈（一部膀胱経のツボもある）上のツボにＮＭＮ、Ｕ2光総合、中皮腫一式、神経痛誘発性空洞化骨壊死一式、癌幹細胞一式を貼ってオーラでみたところ、まだクローズになっているので、全てにスナップボタンを貼った。それでもクローズする場合は、ミトコン16種を貼るとよい。また、膻中の上下に反応する部位があったので、そこにも同様な処置をした。このように癌の反応が強い場合、癌の部位に対応する任脈上、督脈上にいくつかオーラでクローズする部位がみられるので、そこも治療する。

このように貼ってしまう前に左湧泉、膻中、関元、啞門、百会にミトコンパルスをかけた。左湧泉に20分、その他のツボに5分くらいずつかけておく。もちろん他の疾患も反応するかどうかを確認して、必要なツボに処置を施す。

中皮腫、神経痛誘発性空洞化骨壊死のツボもミトコンパルスをかける。

癌のツボ以外に中皮腫のツボである右神蔵、関元、左衝門、神経痛誘発性空洞化骨壊死のツボである左衝門、左内膝眼にもミトコンパルスをかけ、NMN他の処置を施す。波動が出て行くツボである左合谷も忘れずにNMN、U2光総合、反応があれば中皮腫、神経痛誘発性空洞化骨壊死、癌幹細胞を貼り、最後に必ずスナップボタンを貼る。

自宅では、ミトコン16種をキャップに封入したエンピツで左湧泉をはじめ、主なツボをタッチしていただいた。タッチした時間は左湧泉2カ所を30分位、任脈上の主要なツボ（特に膻中）には10分くらいずつタッチしてもらう。長くおさえてもらってもよい。なおエンピツのどちら側でおさえてもよい。中皮腫、神経痛誘発性空洞化骨壊死のツボもおさえてもらう。

その他、重要なのは食事と運動とストレスである。癌の根本原因を考える時、これらを改善することは必須である。この患者は忙しい仕事を持っていたため、食事が疎かになっていた。朝は食べずに仕事に向かい、昼はコンビニ弁当で済ませていた。忙しすぎるのもストレスになると考え、まずは仕事を辞めていただいた。そして朝食を毎朝摂り、昼はコンビニ弁当をやめて自宅で作って食べるようにしてもらった。こういった生活改善は、治療の基礎となるものである。

以上の治療を行なってから次の診察までは22日あった。この間、患者はミトコン16種の入ったエンピツで、熱心に左湧泉をはじめとするツボをおさえ、カラーも取れないようにと、風呂にも入らず頑張ってくださった。

おかげで22日後に来院した時には癌の反応はなかった。しかし、癌がなくなっても、しばらくは再発することが多いので油断ならない。

当院では再発予防のために、どくだみ茶を飲用してもらっている。これはどくだみの葉、花、茎をよく洗い、カラカラになって茎まですっかり乾燥したものである。

天日干しにすればビタミンＤも補給できる。これを少量急須に入れてお湯を注ぎ、1～3分ほど置いてカップなどに注いで服用する。決して煎じてはいけない。有効成分が消えてしまうからである。

どくだみは『本草綱目《ほんぞうこうもく》』などの古い書物に、腫れものを消す作用が掲載されている。昔からどくだみ茶がよく服用されていたのは理にかなっている。ただし、どくだみ茶の癌を消す作用は強くはないため、1日3回服用しなければならない。お茶がわりに食後服用するとよい。もし物足りないならば、はとむぎ茶やそば茶を混ぜてもよい。

どくだみ茶は作用としては弱いので、癌の新たな発生を防止するだけで、すでに体内で育ってしまった癌を小さくすることはできない。

そのようなことを説明して、1日3回服用するように伝えた。1ヶ月に1回診察していたが、6ヶ月後に癌の反応が見られた。部位は肺と脳だった。よく聞いてみると、時々朝食を抜き、その時はどくだみ茶も飲んでいないという。

そこで朝食は抜かず、どくだみ茶を1日3回必ず服用するように伝えた。その後6ヶ月経つが癌はない。朝食も必ず食べるようになり、毎日相当時間散歩しているという。見違えるように元気になり、体調が良いという。

2、3年きちんとどくだみ茶を飲んでもらえば、その後は時々抜いても癌がすぐに発生することは少なくなる。

この症例のように、癌に対する化学療法、放射線療法を受けていない症例はよいのだが、これらの治療を受けていると免疫力が低下し、色彩治療をしても思ったような結果が出ないこともある。

皮膚癌

症例6　皮膚癌の症例
年齢　74歳　男性
既往歴　特になし

1週間前に左頭頂部に赤黒く辺縁が不規則な腫れ物ができたといって来院した。大きさは1・5㎝四方である。腫瘍には赤い部分と黒い部分があり、辺縁は不整。iPS癌①がオープンした。腫瘍の部分はクローズしたので、癌と診断した。

左湧泉2点と任脈上、督脈上のツボなど、前記の癌幹細胞のツボ全てオーラでクローズしたので、これら全てにNMN、U2光総合を貼った。さらに、中皮腫一式、神経痛誘発性空洞化骨壊死一式、癌幹細胞一式がクローズになったのでこれらを貼った。

それでもまだ、左湧泉、任脈、督脈上のツボがオーラでクローズになったので、スナップボタンを貼った。これで全てのツボがオープンになった。腫瘍のできた部位が頭頂部に近かったため、百会およびその前後や、廉泉、天突の前後、唖門、大椎の前後でオーラがクローズになる部位にも同様なカラーを貼ったが、こちらはスナップボタンまでは必要ないツボもあった。

また、神経痛誘発性空洞化骨壊死のツボである左衝門、左内膝眼や中皮腫のツボである右神蔵、関元、左神門もクローズしたので、同様にカラーを貼った。

これらを貼る前に、左湧泉に30分くらいミトコンパルスをかけた。

自宅でも左湧泉を中心に、ミトコン16種が入ったエンピツでタッチしてもらった。

約10日で癌の反応はなくなり、腫瘍は縮小したがまだ取れなかった。

１ヶ月で腫瘍は黒色になり、２ヶ月でかさぶた様になった。３ヶ月でそのかさぶたは取れたが、ｉＰＳ癌①がオープンになったので、再び左湧泉と頭部中心、任脈、督脈上にカラーを貼った。

その後1ヶ月ごとに診ているが、ｉＰＳ癌①はクローズとなり癌はないといえる。しかし局所ではｉＰＳ癌①がクローズになり、皮膚も平坦だが少し赤みがある。４ヶ月経過しても変わらない。

一般的にはｉＰＳ癌①を患者の手に当ててクローズになるならば、癌はないということになる。しかし、癌はかなり長い間局所に残っているのではないだろうか。この患者のように、皮膚癌だと局所に癌があるかどうかがすぐにわかるので、貴重な症例である。小さな癌が残っているからこそ、再発の可能性がある。それで患者にはどくだみ茶を服用してもらうのである。

この患者には局所にＮＭＮ、Ｕ２光総合、中皮腫一式、神経痛誘発性空洞化骨壊死一式、癌幹細胞一式を貼り、どくだみ茶を服用してもらった。この患者は農業に従事しており、外で働くことが多いので、皮膚癌は紫外線αの刺激でおこることを説明し、ＵＶカットの帽子を被るように指導した。

肝臓癌

症例７　肝臓癌の症例
年齢　68歳　男性
既往歴　50歳の時に胃癌を手術で除去し、63歳で大腸癌の手術を受けた。糖尿病があり、心筋梗塞を繰り返して心機能は半分しかないといわれている。

肝臓に癌が見つかったが、手術できない部位に出来ているといわれ、心機能が低下しているので、抗癌剤も使用できないといわれた。

色彩診断では肝臓癌、舌癌の反応が見られた。中皮腫、神経痛誘発性空洞化骨壊死も反応した。

癌の治療として、癌のツボである左湧泉と督脈（右膈関と左腎兪を含む）と任脈上の、癌の反応が見られた時に貼るツボに全て貼った。それでもまだ建里の上下と廉泉の上下に１・５㎝くらいの間隔でオーラで反応する部位があった。また督脈上も、それに対応する形でいくつかオーラがクローズする点があった。これら全てにＮＭＮ、Ｕ２光総合、中皮腫一式、神経痛誘発性空洞化骨壊死一式、癌幹細胞一式を貼り、それでもオーラがクローズしたので、スナップボタンを併せて貼った。

中皮腫や神経痛誘発性空洞化骨壊死の探索棒もオープンしたので、中皮腫関連のツボである右神蔵、関元、左神門や、神経痛誘発性空洞化骨壊死のツボである左衝門、左内膝眼、およびボーンキャビテーションのツボである右伏兎に、ミトコンパルスをそれぞれ20分程度かけ、ＮＭＮ、Ｕ２光総合、三種（中皮腫一式、神経痛誘発性空洞化骨壊死一式、癌幹細胞一式）、スナップボタンを貼った。癌幹細胞のツボである左湧泉２点にも30分ミトコンパルスをかけた。

左合谷にＮＭＮ、Ｕ２光総合、三種、スナップボタンを貼った。

自宅では、ミトコンパルスの代わりに、ミトコン16種がキャップに入ったエンピツで、上に述べたツボをできるだけ長い時間タッチしてもらった。その際、頭のつむじにＮＭＮ、Ｕ２光総合を貼ったピンをつけるのを忘れないように伝えた。このミトコン16種が入ったエンピツでも、ミトコンパルスほどの効果はないが、押さえたツボに関する病気の波動が、かなりの程度左合谷から出てゆくのである。1週間後に診ることにしたが、癌のために貼ったカラーは1週間ではオープンにならないと思い、貼ったまま来院していただくことにした。

このようにして1週間後に来院していただいたら、指の血行が良くなって手が赤みを帯びてきたという。人と話をしていても覇気が出てきたようだといわれるという。食欲も出てきた。

オーラで見てみると、建里前後、廉泉前後のツボと、それに対応する督脈上のツボはクローズになっていたので、スナップボタンを外した。これでオープンになった。

探索棒を調べると、ILI6、形質細胞型、白豆杉といった、サイトカインに関係しそうな探索棒がオープンした。

ILI6のツボは、◎関元、左湧泉、任脈一式（廉泉、天突、膻中、鳩尾、建里、陰交、関元）、督脈一式（啞門、大椎、至陽、右膈関、中枢、命門、左腎兪、腰兪）、左築賓、左復留、左交信、左太谿、左水泉、左陰谷、左委中、左委陽、右合陽、右承筋、右承山、右太衝、右小海、右梁丘、右丘墟、右兪府、左内膝眼、左耳門、左聴宮、左聴会、左顱息、左瘈脈、左雲門、左中府。

形質細胞型のツボは、◎右光明、右丘墟、右内庭、右太衝、右陽陵泉、左尺沢、左衝門、右極泉。

白豆杉のツボは、◎右行間、右光明、廉泉、天突、右兪府、右幾中、右神蔵、右丘墟、右極泉、左衝門、左耳門、腰兪、左湧泉、左太衝。


これらの探索棒の主穴にミトコンパルスをかけ、NMN、U2光総合、三種、スナップボタンを貼った。さらに、食事指導として甘いものを一切摂らないように申し上げた。

3週間後に、全てのシールを剥がしてお風呂で綺麗に洗い、翌日来院いただいた。その間に病院に行ったところ、血液検査の結果が良くなり、胸部レントゲン写真では肥大していた心臓が小さくなり、溜まっていた水が減ったという。


また、腹囲も90㎝あったのが80㎝になって、シワが寄っていた。

この症例は、癌が手術不可能な部位にあり、化学療法なども心臓が悪いために受けられなかったために、色彩治療の効果があったと思う。もし化学治療などを受けていれば、免疫力が低下して、仮に癌は治せても体力が追いつかず、死亡する例も少なくない。

また患者は甘いものを摂るのを一切やめたという。果実も小さなオレンジを少し食べるだけにしたという。癌は糖をエネルギーにして増えるので、甘いものは癌のえさになるし、血液も粘度を増し、心筋梗塞や脳梗塞の原因の一つになるので良くないのである。治療後、患者はＭＲＩを病院で受けたところ、癌が消失しているのが確認された。

癌の再発予防のためには、どくだみ茶が欠かせないので、１日３回服用する様にすすめた。元来、どくだみ茶の抗癌効果は弱いので、癌が大きくなっての治療には適さない。あくまで予防であるが、１日３回服用しないと効果が出ない。

しかしこの患者はその後、体力がないのに無理に仕事をしたりして、癌が再発した。その時、右脇腹の疼痛があり、色彩診断ではアメーバ腸炎が強くオープンした。局所にアメーバ腸炎のカラーを貼っても疼痛は取れなかったが、任脈、督脈上にアメーバ腸炎のカラーを入れたＮＭＮ・Ｕ２光総合の上に、三種、スナップボタンを１㎝間隔に貼ったら疼痛がとれた。

右脇腹の疼痛があった時と、消失した時のCT画像を写真①、②に示す。癌の消失がみられているので、アメーバが癌の増殖に関わっていたと考えられる。

以上、癌の症例を記したが、癌の治療は全ての癌、白血病、皮膚癌、脳腫瘍、悪性リンパ腫など上記の治療で治る。すなわち、左湧泉、任脈、督脈上のツボにNMN、U2光総合、三種、スナップボタンを貼るのである。

ここで、注意すべきなのは、癌の探索棒がクローズになって一見、癌がなくなったように見えても、癌は再発をくり返すことがある。癌の種が残っている場合である。癌の種というのは私が勝手につけた名称であるが、皮膚のイボのような黒色腫のこともあり、リンパ腺の腫脹として存在することもある。

多く場合、会陰に相当する足首の上のツボ（女性は右、男性は左）の上下に癌の反応がいくつか見られることが多い。前立腺がんだと右下腹に一点、癌の反応が残る。癌の治療後も、これらの癌の種を治療すればどくだみ茶も必要なくなる。

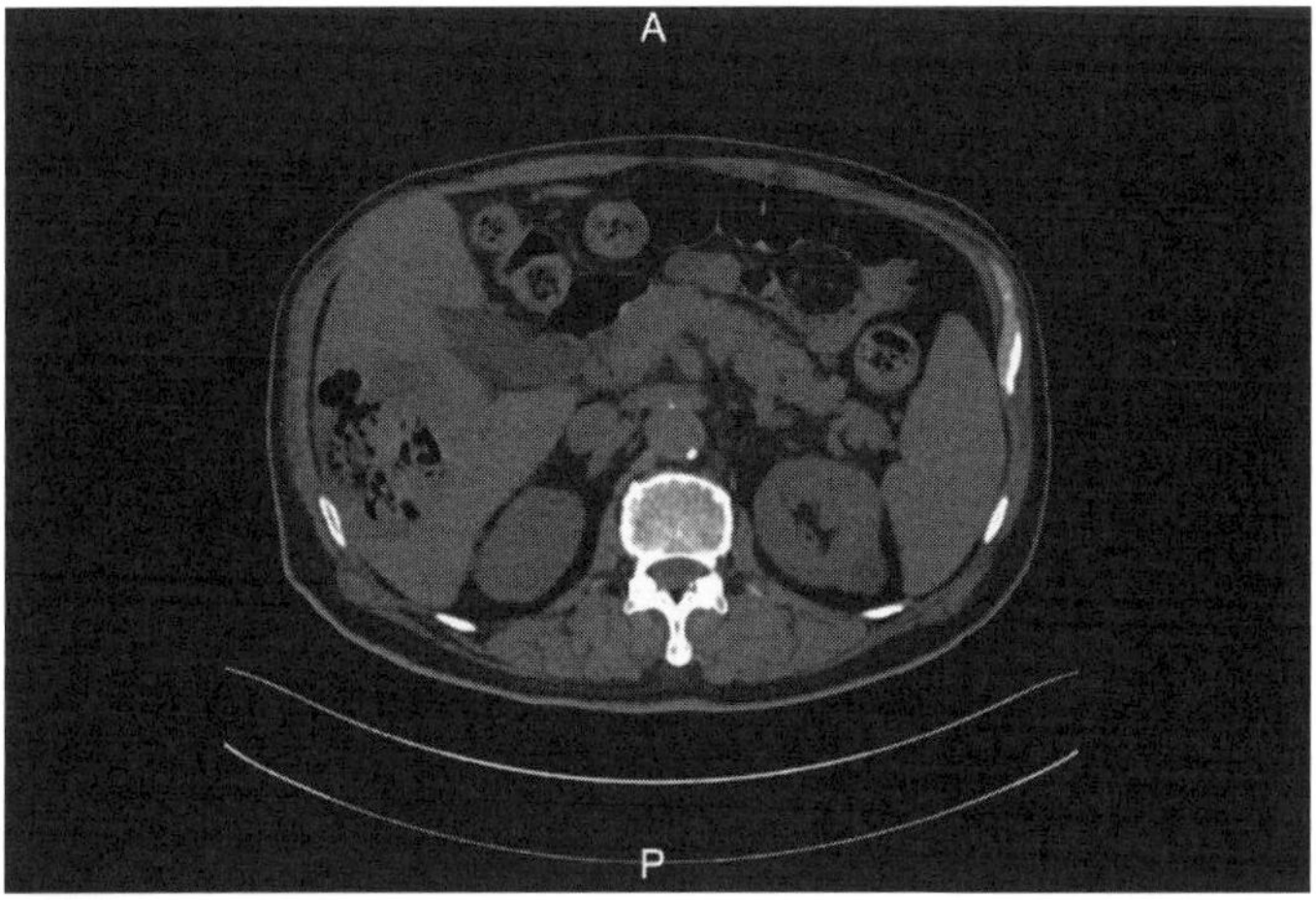

写真①
肝臓に腫瘍（黒い影）が見える

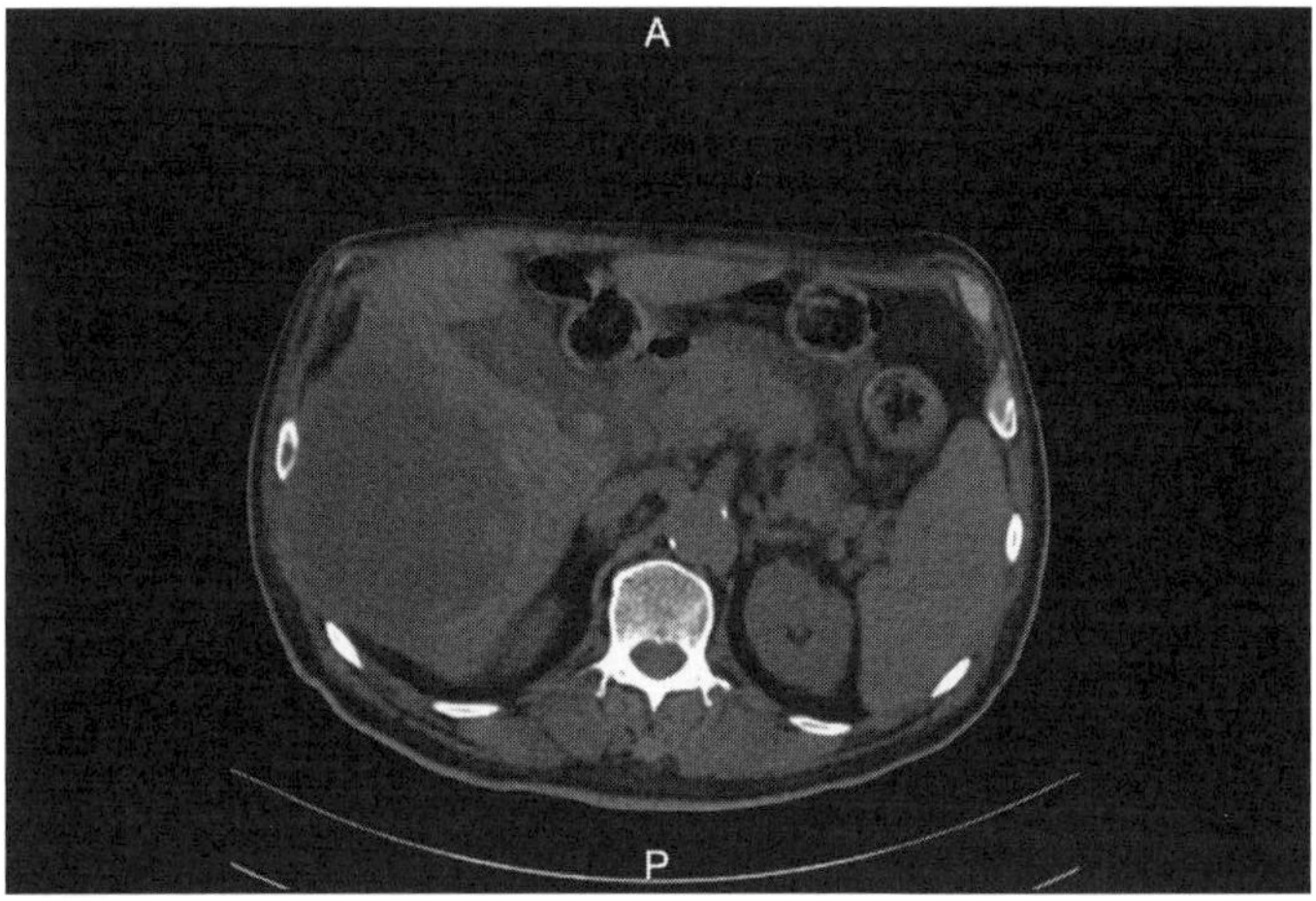

写真②
肝臓にあった腫瘍がなくなっている

第5章

脳の疾患

脳梗塞

脳梗塞は、脳の血管が閉塞して血行が途絶えるため、脳組織が壊死に陥り、手足の運動麻痺、知覚障害、言語障害などが起こる病気である。

色彩治療の特色は、未病の段階で改善することにある。つまり発症する前に診断できることで、それによって重篤な症状を防ぐことができる。また、色彩治療はすぐ効果が現れるので、発症してフラつく、頭痛、運動麻痺などの症状が消失することである。もちろん、時間が経ってしまったものは元に戻らない。

症例8　脳梗塞の症例
年齢　66歳　男性
既往歴　高血圧、高コレステロール血症のほか特になし

かねてから降圧剤は服用していたが、高コレステロール血症については治療していなかった。

ある日突然フラフラして、左右に身体が動いてまっすぐ歩けない状態で来院した。自宅で急にフラついて治らないという。

色彩診断で脳梗塞の探索棒が反応したし、右頭部で脳梗塞の探索棒がクローズしたので、脳梗塞（◎右陽谷、左曲泉、左衝門、啞門）のツボに脳梗塞、NMN、U2光総合を貼り、その上に中皮腫一式、神経痛誘発性空洞化骨壊死一式、癌幹細胞一式のカラーを貼り、さらにスナップボタンを貼ったところ、貼った途端にフラつきがなくなり、まっすぐ歩けるようになった。右頭部も脳梗塞の探索棒でオープンとなった。

翌日も異常なく、右陽谷のカラーはそのまま1週間ほど貼っておいた。原因を考えてみると、高コレステロール血症が原因としか考えられないので、これを下げる薬物を処方した。その後、患者は脳梗塞の発作を起こしていない。
このように症状が出ているのは重症とみなして、NMN、U2光総合と一緒に脳梗塞のカラーも入れることが重要である。そうしなければスナップボタンを貼ってもツボはオープンとならない。

この患者のように、脳梗塞が発症してもすぐにカラー治療をすれば、全く後遺症もなく治ってしまう。しかし日数を経て治療した場合は後遺症が残る。次の症例は後遺症が残った症例である。糖尿病がある患者なので、脳や心臓の症状が現れたら、すぐに来院しなければならないと告げておけばよかったと悔やまれる症例である。

症例9　脳出血で治療が遅れた症例
年齢　85歳　男性
既往歴　高血圧、糖尿病があり、他院にて薬を処方してもらっている

5日前から右半身がしびれ、右手のしびれが特にひどい。歩行も右足を引きずりがち。

しかし当院が休みだからと思い、週末はがまんして過ごしたという。

色彩診断では皮質下出血（◎右支正、左耳門、左衝門、左湧泉、左陰谷、腰兪、右二間、右丘墟、左郄門、左尺沢、左孔最）、脳動脈瘤（◎左足首上部の会陰に相当するツボ、右上廉、左耳門、左衝門、左雲門）、脳梗塞（◎右陽谷、左衝門、左曲泉、啞門、左湧泉）が診断できたが、脳梗塞はその主穴である右陽谷に、スナップボタンは必要なかったので軽いものと思われる。

これらの色彩治療を行なったが、脳出血の後遺症として右足の送りが悪い、字がいつもの様に書けないなどの症状が出ていたので、中枢神経を調べたところ、大脳脚などの中枢神経の探索棒がいくつかオープンになったので、治療を行なった。

当時はまだミトコンパルスが出来ていなかったため、かけられなかった。そのため、頭のつむじにNMN、U2光総合のついたピンを置き、NMN、U2光総合の付いたボールペンで必要なツボをタッチしてもらった。これだけでも、貼ったツボの波動は左合谷を介して体外に出て行く。

治療後1週間で字が書ける様になってきた。しかし、右足は重いという。見たところ右半身不随には見えないが、本人は歩行が以前のようではないという。

スナップボタンも必要なくなり、治療は順調だったが、発作後から治療開始までの時間は短いほどよいのは、西洋医学と同様である。


この患者は糖尿病があり、脳動脈瘤もあったので、脳出血の危険性は大きい。早く治療するためには、半身の動きが悪かったり、言語障害、目の障害などの神経症状が現れたら、すぐに来院するよう指導することが必要である。

患者の脳動脈瘤は、３ヶ月の色彩治療で反応はなくなった。脳動脈瘤が脳出血の原因になることも多いので、きちんと治しておくべきである。


ちなみに、脳出血、脳梗塞、心筋梗塞、狭心症といった、脳や心臓の血管の異常は、右前腕の小腸経のツボに現れることが多い。したがってこれら右陽谷、右養老、右支正がクローズになったら、これらの重大な疾患の可能性がある。

症状が何もなくて小さな病変、または初期の病変も、色彩治療でなら診断が可能で、こういった事例は診察中によく見つかる。小腸経のツボが反応するので、未病を防ぐ治療が可能である。上記２症例のような緊急を要する治療については、まずは色彩治療で反応するツボを全部治療し様子を見て、それで症状が改善しない場合は、画像診断などで脳に問題がないか確認していただきたい。

その他の脳出血関連のツボを以下に挙げる。

- **橋出血：**◎右支正、左衝門、腰兪、左耳門、左聴宮、左聴会
- **視床出血：**◎大椎、右養老、右上廉、右内庭、右承筋、左聴宮、左湧泉、足首上部のツボ
- **被殻出血：**◎右支正、右行間、左衝門、右神蔵、左通里
- **くも膜下出血：**◎右陽谷、左耳門、左聴会、左湧泉、左衝門

不眠症、硬膜下血腫など

症例10　不眠症の症例
年齢　71歳　男性
既往歴　なし

半年ほど前から不眠となり、頭痛もある。色彩診断ではiPS癌①がオープンになった。さらに部位を調べると、脳原発性メラノーマがオープンした。頭の左側にiPS癌①でクローズする部位があった。なお、不眠症や頭痛、偏頭痛のカラーはオープンしなかった。

そこで癌のツボである左湧泉と任脈上のツボ（廉泉、天突、膻中、鳩尾、建里、陰交、関元）と督脈上のツボ（啞門、大椎、至陽、右膈関（膀胱経）、中枢、命門、左腎兪（膀胱経）、腰兪）にNMN、U2光総合、三種（中皮腫一式、神経痛誘発性空洞化骨壊死一式、癌幹細胞一式）を貼ったが、オーラでクローズするため、全てのツボにスナップボタンを貼った。

同時に中皮腫の主穴である左衝門、関元、右神蔵、左神門をはじめとするツボ全て、神経痛誘発性空洞化骨壊死の主穴である左衝門、左内膝眼をはじめとするツボ全てと、ボーンキャビテーションの主穴である右伏兎をはじめとするツボ全てにＮＭＮ、Ｕ２光総合、および三種とスナップボタンを貼った。以上のツボには癌幹細胞一式、中皮腫一式、神経痛誘発性空洞化骨壊死一式のうちいずれかがクローズになったからである。

当時はミトコンパルスがまだなかったため、患者が自宅でミトコン16種が入ったエンピツで、ツボをタッチしてもらった。この際につむじにＮＭＮなどを貼ったピンをつけてもらうことで、左合谷から病気の波動が出て行く。

患者は癌と聞いて、１日に2〜3時間タッチしたという。おかげで１ヶ月後に来院した時には、癌の反応は消失し、頭痛も不眠もなくなったという。

不眠の原因としては、病気からくるものとして、呼吸器疾患による咳や発作、痛み、高血圧などによる胸苦しさ、服用している薬の副反応、ストレスなどによる緊張で、頭が興奮状態にある時、仕事の関係で昼夜逆転の生活をしている、眠る環境が劣悪であるなどが主にあげられる。

それに加えて、今回のように脳に病気がある場合もある。色彩治療では、20～30分で全身の病気を診断することが可能であるため、今回のような思いがけない頭痛の原因が診断できる。

症例11　慢性硬膜下血腫の症例
年齢　74歳　女性
既往歴　特になし

山に行って下っている時に勢いがついて止まらなくなり、岩に頭を強く打ちつけ、頭から出血した。止血処理をした後、色彩診断したところ、慢性硬膜下血腫（◎右支正、左郄門、右光明、右天府、右俠白）がオープンした。NMN、U2光総合、三種を貼り、まだオーラがクローズしたのでスナップボタンを貼った。2週間ほどして、カラーは全て外しても支正はクローズしなかったので、治癒とした。

慢性硬膜下血腫は、外傷などにより強い力を頭部に受けた際に出血した時、血液が頭蓋骨の下にたまるもので、打撲後徐々に血腫が大きくなる。したがって、手足の麻痺などの神経症状が現れるのは2、3ヶ月後が多い。西洋医学では、ＣＴなどで血腫を画像確認してから、取り除く治療を行うが、色彩治療では打撲直後に診断できるので、症状が現れる前に治ってしまうことが多い。

認知症など

症例12　認知症の症例
年齢　65歳　女性
既往歴　なし

半年ほど前から、銀行の通帳の管理に支障をきたすようになり、銀行員に間違っているのではないかというようになった。自分でも混乱しているように感じて、加島色彩研究所で販売している認知症用のパック（健康と活力＋筋力追加）を購入して、ずっとお腹に巻いていた。お金の管理はできるようになったが、物忘れがあると思い、当院での治療を希望した。

認知症の探索棒を調べると、ラピックコリン、神経原性線維変化、前頭葉機能低下、グルタミン酸受容体、アルツハイマーAパターンがオープンした。これらの探索棒がクローズするツボは全て同じで、◎左少海、右天府、右俠白、右四瀆、左衝門、左築賓、督脈のツボ全て、左耳門であった。主穴は左少海なので、ここにミトコンパルスを当てた後に、全てのツボにNMN、U2光総合、中皮腫一式、神経痛誘発性空洞化骨壊死一式を貼り、クローズしたためスナップボタンも貼った。このようにするとツボはオープンとなり、前頭葉の部分をオーラで見てもクローズするところはなくなった。

2ヶ月くらいで、スナップボタンは不要になり、しばらくすると左少海にNMN、U2光総合を貼っただけで左少海でオーラがオープンするようになった。本人によると記憶も良くなったと言う。しかし、左少海の処置はずっと必要になる。

アルツハイマー型認知症のもう一つのタイプに、湧泉を主穴とするタイプがある。これは、◎左湧泉、右極泉、左衝門、左耳門、腰兪、右太衝、左商丘、右光明、右行間、廉泉、天突、右兪府、右幾中、右神蔵、右霊墟で、これらのツボがクローズになる探索棒は、5-デオキシフラボノイド、アミロスフェロイド、PBRナミクログリア、LCACAβ-42、アセチルコリン、FTDP-17、アミロイド、EGCg、記憶の再生2、前頭葉機能低下、アミロイドAβタンパクなどである。

その他、反応抑制剤のツボは、◎瘂門、関元、廉泉、天突、左耳門、大椎、腰兪、左太谿である。


この症例は、アルツハイマー型認知症の初期に治療して良くなった。しかし、重症例はなかなか大変である。介護施設に面会に行っても、娘の顔がわからない85歳の男性が、左少海にNMN、U2光総合、中皮腫一式、神経痛誘発性空洞化骨壊死一式、スナップボタンを貼ったところ、それまで笑うことがなくなっていたのに、ニコッとするようになって施設の職員にびっくりされた。このように改善はみられるが、長い間治療を続けなくては一定の効果はみられないであろう。何でもそうだが、早めの治療が望ましい。

カラーを貼らなくても、健康と活力パック＋筋力追加のパックを頭の下に敷き、ローラー(紫外線ローラー)を前頭葉の部分に当てて、ゆっくりずらしていくのを繰り返して約10分ほど行うのもよい。一生使えるので便利である。

多発性硬化症、球脊髄性筋萎縮症（ＳＢＭＡ）

症例13　多発性硬化症の症例
年齢　48歳　女性
既往歴　なし

多発性硬化症（Multiple Sclerosis：ＭＳ）は、中枢神経白質を侵す脱髄疾患で、自己免疫疾患と考えられているが、解明はされていない。15～50歳までの思春期から壮年くらいまでの幅広い世代に好発し、最近は女性で増加傾向にある。症状は多彩で、視力低下、視野欠損、四肢麻痺、片麻痺、膀胱直腸障害などである。再発を繰り返したりして、徐々に進行することが多い。

この症例も右手と両下肢にしびれを訴えて来院した。また、非常に疲れやすくなったという。ＭＳの探索棒がオープンしたため、ＭＳと診断した。

ＭＳのツボは◎左湧泉、右上廉、右天府、右侠白、右青霊、左衝門、右光明、左内膝眼、

右極泉、左陰谷、右瞳子髎、左中瀆、廉泉、左曲泉、左手五里、右承筋、右二間、腰兪、左聴宮、左耳門、大椎、左委陽、左上巨虚、左少府、左労宮、左蠡溝である。

主穴は湧泉なので、左足底2カ所のツボにミトコンパルスを30分ずつかけた。右上廉も重要なツボなので、ここにもかけた。

その他、中皮腫もオープンしたので右神蔵や関元、左衝門、右神門にもミトコンパルスをそれぞれ5分くらいかけた。神経痛誘発性空洞化骨壊死の主穴である左衝門、関元にもかけたことになる。さらにボーンキャビテーションの主穴である、右伏兎にも5分くらいかけた。このように中皮腫や神経痛誘発性空洞化骨壊死のツボの治療を行うのは、病気を悪化させるのが中皮腫や神経痛誘発性空洞化骨壊死であると考えるからである。

ミトコンパルスをかけた後に、NMN、U2光総合、MSのカラーを貼り、その上に三種（中皮腫一式、神経痛誘発性空洞化骨壊死一式、癌幹細胞一式）を貼った。それでもクローズするため、スナップボタンをその上に貼った。

主穴以外のツボも全て同様の処置を行った。自宅でもこれらのツボを16種のミトコンが入ったエンピツでタッチしてもらい、その際は頭のつむじにNMN、U2光総合を貼ったピンをさしてもらった。

3週間後に来院した時は、MSの探索棒はオープンするものの大分弱くなり、しびれや疲れ方も大分改善したという。MSのカラーはNMNの探索棒より弱くなっていたので、MSは一緒に貼る必要はなくなった。

経過が長い疾患なので、治療は続けなくてはならないが、色彩治療で症状は大分改善して、日常生活に差し支えなくなることが多い。

症例14　球脊髄性筋萎縮症（SBMA）の症例

年齢　37歳　男性

既往歴　なし

球脊髄性筋萎縮症（SBMA:Spinaland Bulbar Muscular Atrophy）は、中年以降の男性のみが発症する神経変性疾患である。球麻痺と下位運動ニューロンの障害が主な症状で、四肢の筋力低下（近位筋から障害されやすい）などをきっかけに発症がわかり、受診することが多い。

アンドロゲン受容体の異常があることまでは知られているが、主な治療法はなく、進行を遅らせる治療として、リュープリン注射を12週間ごとに行う。

33歳の時に、右腕が歯磨きの時にだるくなるのに気づいた。神経内科にて遺伝子検査を受け、上記診断された。右腕、左腕、下肢も脱力し、次第に歩いていてガクッとしたり、つまづいて転ぶと立ち上がれなくなった。


球脊髄性筋萎縮症のカラーを取り寄せ、その探索棒でツボを探した。◎百会、関元、右承山、右青霊、左委中、右合陽、右俠白、右天府、天突、廉泉、右瞳子髎、左耳門、左聴宮、左翳風、左顱息、右丘墟、左少海、右陽谿、左瘈脈、右兪府、右消濼、左風止、左衝門、右崑崙、左中瀆、左商陽、左神門、左曲泉、右極泉、右環跳、左蠡溝、右承扶、左湧泉、左中封、右内庭、督脈上の全てのツボ。以上のように非常に多い。

その他、特に腕の筋力のツボは、◎右曲池、左肩髃、左肩髎、左臑会、左天窓、左内関、左束骨、左肩井、右京骨、左築賓、右上廉、右太衝、右公孫、左尺沢、左孔最、左商丘、左太谿、右陽陵泉である。

以上のツボにNMN、球脊髄性筋萎縮症、U2光総合、その上に中皮腫一式、神経痛誘発性空洞化骨壊死一式、癌幹細胞一式を貼り、さらにスナップボタンを貼ったところ、3週間で歩いていて疲れなくなり、転んでも自分で立ち上がれるようになった。杖は要らなくなり、歩行距離も延びて2〜3㎞は楽に歩けるようになった。咀嚼も改善してきた。
腕の筋力は治療後2年半経って少し低下したが、下肢や咀嚼筋の筋力は維持している。嚥下も正常のままである。

なお、全般性筋力強化のツボは（◎亜門、◯右丘墟、◯右極泉、左孔最、左湧泉、左商丘、左足三里、左曲泉、左衝門）である。

中枢神経が脱髄する疾患なので、中枢神経の探索棒を調べたところ、以下の探索棒がオープンした。

・中枢神経（筋ジストロフィー）：◎関元、左太谿、左足三里、左上巨虚、左条口、左衝門、左中府、左雲門、左少海、右天府

・中枢神経（軸索再生パターンA）：◎関元、左曲泉、督脈、左衝門、左肩井、左中府、左雲門、百会、左少海

・中枢神経（再生阻害B）：◎関元、左足三里、左上巨虚、左条口、左曲泉、左風市、左中瀆、左衝門、左中府、左雲門、左少海

・中枢神経再生：◎関元、左衝門、左少海、右曲池、百会

・**内側面補足運動：**◎関元、右僕参、左太谿、左曲泉、左衝門、右極泉
・**淡蒼縫線核：**◎関元、左少海、左太谿、右霊墟、右神蔵、右幾中、右兪府
・**蒼社投射神経：**◎関元、左太谿、左曲泉、左風市、左中瀆、左衝門、左少海、右霊墟、右神蔵、右幾中、右兪府
・**中枢神経－心臓弁膜症：**◎関元、左督脈（足首の上方）、左曲泉、左風市、左中瀆、左衝門、膻中、左中府、左雲門、右天府

以上いずれも関元が主穴なので、関元は重要なツボである。関元を正しく貼るようになって2年以上経った現在、腕の筋力がついてきた。

このように難病に指定され、症状を改善させる治療法がない疾患も、色彩治療で改善がみられるのである。

その他の脳疾患のツボ

- **水頭症**：◯右光明、右兪府、右欠盆、左曲泉、左陰陵泉、右崑崙、左聴宮、左経渠
- **脳動脈瘤**：◎会陰に相当する足首上部のツボ、右上廉、右小海
- **ギランバレー症候群**：会陰に相当する足首上部のツボ
- **原発性側索硬化症**：右幾中、左耳門、大椎
- **チック**：左耳門、左蠡溝、左上巨虚、左曲泉、左陰谷、右血海、左衝門、右極泉、右曲池、腰兪
- **低髄圧**：◯左交信、右上廉、左聴宮
- **筋萎縮性側索硬化症**：右承筋
- **糖尿病性神経障害**：右少府、左蠡溝、右大敦、右光明、左神門、左天井、左内膝眼、右極泉、左湧泉
- **てんかん**：◎廉泉、天突、唖門、大椎、左衝門、左蠡溝、会陰に相当する足首上部のツボ
- **しびれ**：右大敦、右行間、右極泉、右丘墟、左足三里、右崑崙、左衝門
- **ミトコン脳症**：右行間、左委中、右極泉、左少海、左衝門、右環跳、天突

・**頭痛：**○右極泉、左太谿、左水泉、左蠡溝、左衝門、右伏兎、左肩井、腰兪、唖門、大椎
・**片頭痛：**◎左曲泉、右承山、左足三里、左陰谷、廉泉、腰兪
・**神経細胞異常：**◎唖門、○左通里、左湧泉、左太谿、右丘墟、右承筋、廉泉、大椎、右兪府、左中封、左照海
・**下位運動ニューロン：**◎左太谿、○左曲泉、左衝門、左中府、左雲門
・**顔面神経：**左湧泉、左孔最、左尺沢、左少海、右兪府、右幾中、右神蔵、右霊墟、天突、廉泉、左雲門、左中府
・**ウイルス性急性脳症：**◎右極泉、左衝門、左曲泉、右崑崙、右内庭、左耳門、左少海、右大敦、右行間、右陽陵泉、会陰に相当する足首上部のツボ

パーキンソン病に関しては、以下のツボが挙げられる。

・**パーキンソン３：**◎右承山、右丘墟、関元、左衝門、廉泉、天突、唖門、大椎
・**ＰＫＣ：**◎右承山、右丘墟、右陰市、右伏兎、右足竅陰、右極泉、関元、左衝門

・**中枢神経パーキンソンA**：◎右承山、関元、左衝門、左耳門、右極泉
・**A53T**：右承山、右霊墟、廉泉、天突、唖門、大椎、関元、左衝門
・**パーキンソン多系統萎縮症**：〇腰兪、右行間、左湧泉、右承山、左太谿、左伏兎、右陽陵泉、右外関、左承山、関元、右極泉
※ドーパミンやα-シヌクレイン神経障害もパーキンソン多系統萎縮症と同じ。

小脳失調症に関しては、以下のツボが挙げられる。

・**脊髄小脳失調症**：◎右承山、左湧泉、右丘墟、右小海、唖門、大椎、右極泉、関元、左衝山
・**SCA6**：◎右承山、左衝門、関元、右極泉、左少海、右膈関
・**SCA12**：◎右承山、右丘墟、廉泉、天突、右極泉、関元、左衝門、会陰に相当する足首上のツボ

パーキンソン病、小脳失調症に関しても、主穴にミトコンパルスをかることで早期に改善が期待できる。１週間でパーキンソン病のこわばりが取れるのを経験している。長期に治療すれば、その間は進行しないですむと思う。

第6章

呼吸器疾患

急性呼吸器疾患と慢性呼吸器疾患

呼吸器疾患には肺炎、気管支炎などの急性疾患と、肺線維症、気管支喘息などの慢性に経過する疾患がある。急性疾患にも色彩治療は著効する。主なものを症例を挙げて説明する。

症例15　肺線維症の症例

年齢　72歳　男性

既往歴　なし

元来健康であったが、検診にて肺線維症の疑いといわれた。最近、咳や痰が多くなり、身体を動かすと息苦しいことがあった。高額な薬を服用しなければならないと、専門医にいわれたという。

色彩診断でも間質性肺炎（線維芽細胞と筋繊維芽細胞増加）がオープンした。ツボは（◯左内膝眼、左経渠、左衝門、腰兪、左陰郄、左雲門、左太谿、啞門）である。

その他、器質化肺炎を伴う特発性閉塞性細気管支炎がオープンした。こちらのツボは（◯左雲門、左耳門、右極泉、右兪府、左中府）である。

また、非定型型好酸菌（◯左耳門、右幾中、右温溜、左手五里、左陰陵泉）やTNF-α（◯左衝門、左関使、左聴会、右兪府、右幾中、右神蔵、右霊墟、右極泉、左陰谷、左委中、左委陽）が反応した。つまり、これらの探索棒がオープンしたので、これらに属する全てのツボにNMN・U2光総合、中皮腫一式、神経痛誘発性空洞化骨壊死一式、癌幹細胞一式を貼った。このように探索棒がオープンした場合、そのツボにはスナップボタンまで貼ることがほとんどである。

また、これらの探索棒は全てNMNよりも強く反応した。つまりオープンしたので、全てのツボにその探索棒のカラーを入れた。

中皮腫一式、神経痛誘発性空洞化骨壊死一式、癌幹細胞一式が必要かどうかは、本来なら一つひとつのツボで必要かどうか確認すればよいのだが、便宜上、大体のツボで反応するかどうかを確かめて用いている。

そのほかにもコラーゲン腫瘍分解、肺動脈狭窄、ウイルス心筋炎心筋壊死、アクテムラ、IL-5、不整脈Gパターンといった探索棒がオープンしたが、NMNの探索棒より反応は弱かったので、全身のツボに入れることはしなかった。しかし、これらオープンした探索棒のツボには全てNMN・U2光総合をはじめとするカラーを貼った。


患者には、自宅でミトコン16種がキャップに入ったえんぴつで、左内膝眼や、中皮腫のツボである右神蔵、関元、左衝門、および非定型好酸菌のツボである左耳門、TNF-αの主穴である左関使などをおさえていただいた。左内膝眼を中心に30分、そのほかのツボも5分程度できるだけ長めにタッチしていただいた。

5週間後に患者が来院した時には、咳や痰が減り、身体を動かしても息苦しさはなくなったという。さらに1ヶ月後には、長く歩いても疲れなくなったという。

その時にはＵ２（間質肺炎）（◎左内膝眼、○左経渠、左衝門、左陰郄、左雲門、左太谿、啞門、腰兪）、非特異性間質肺炎（◎左内膝眼、○左経渠、左陰郄、左太谿、左雲門、啞門、腰兪）がオープンした。初診から数えて10週間後には、間質性肺炎は反応せず、器質化肺炎を伴う特発性閉塞性細気管支炎のみオープンした。

その後は、初診から数えて４ヶ月後まで間質性肺炎は反応せず、体調もよかったが、旅行に行って疲れたためか、ＮＳＩＰが特定されない間質性肺炎がオープンした。その後は６ヶ月以上経つが間質性肺炎はオープンしない。１年後にレントゲン検査を受けたが、陰影は無くなったという。

間質性肺炎は膠原病に合併して生命予後を悪化させる。この症例は専門医に診断を受けた際、他の膠原病はなかった。間質性肺炎は膠原病と発生機序が同じで、細菌やウイルスによって起こる肺炎ではない。自己に対する抗体が出来てしまうもので、ある種の薬物の副作用としてもあらわれる。

患者は初診時と第２週間目くらいまで、アクテムラやＩＬ－５、ＴＮＦ－αといった分子標的薬がオープンしたが、その後は息苦しさや肺野の捻髪音の消失と共にオープンしなくなった。

疲れと共に間質性肺炎がオープンすることもあったが、次第に減少している。

間質性肺炎は治療反応性や予後は極めて多彩で、予測困難だという。無治療でも長期にわたって進行しない症例もあれば、数週間以内に呼吸不全に至るものまで幅広い。再燃することもあるので、経過を注意深く見てゆかねばならない。

間質性肺炎と関連があると思われる疾患のツボを、念のため以下に書いておく。

- **BIP閉塞性気管支炎と合併したびまん性肺胞障害：**左曲泉、腰兪、左陰郄、右丘墟
- **呼吸細気管支炎に伴う間質肺炎：**◎右丘墟、左内膝眼、左経渠、右極泉
- **器質化肺炎を伴う特発性閉塞性気管支炎：**◎左雲門、左中府、左耳門、右極泉、右兪府）
- **器質化肺炎：**◎右梁丘、左衝門、右極泉、腰兪、左湧泉、左雲門、左耳門

ウイルスや呼吸器疾患、アレルギーなど

症例16　上気道および肺の感染を繰り返す症例
年齢　68歳　男性
既往歴　慢性膵炎

半年前から風邪をひきやすくなり、上気道の感染を繰り返していたが、3日前から咳がひどくなり、38℃台の発熱があって来院した。

色彩診断では肺炎球菌、連鎖球菌、結核菌、細気管支炎、炎症性咽頭扁桃炎の検索棒がオープンした。肺炎球菌、連鎖球菌の主穴はいずれも左上巨虚。結核菌の主穴は右養老、細気管支炎は○左神門、左雲門、左中府、左顱息、左耳門、炎症性咽頭扁桃炎は腰兪、左曲泉、左合谷、左衝門である。連鎖球菌のカラーは、NMNのカラーより強くオープンしたので、これを全てのツボに入れるべく、NMN、U2光総合に加えた。上記全てのツボにNMN、U2光総合、連鎖球菌、および三種（神経痛誘発性空洞化骨壊死一式、中皮腫一式、癌幹細胞一式）を貼り、上からスナップボタンを貼った。

そして左手五里（咽頭のツボ）、左尺沢（気管支のツボ）、左孔最（肺のツボ）にも同様の処置をしたところ、咳はおさまってきた。自宅では頭のつむじにNMNを貼ったピンをつけ、ミトコン16種のえんぴつで主要なツボをタッチしてもらった。この時、神経痛誘発性空洞化骨壊死やNーCOのツボである左衝門や左内膝眼、また中皮腫のツボである右神蔵、関元なども同様に処置すべきである。歯槽骨に巣食う細菌が、他の部位に飛んで病気を重篤化することが考えられるからである。

これで丸一日で解熱し、咳もおさまった。この症例はアルコール、タバコを好み、膵炎を繰り返していたので体力、免疫力が低下していると思われる。簡単に風邪を引いてしまうので、風邪を引きそうになったら葛根湯を服用し、鼻汁、くしゃみ、咳になったら小青竜湯を服用するようにと、あらかじめ手渡した。また、咽頭が痛くなる時は、黄連解毒湯エキスを水に溶かして、鼻うがいするように指示した。

風邪もこじらせると長引くし、肺炎にもなりかねないので、特に持病がある人は早期に治してしまわなければならない。

風邪は皮膚の毛穴からも入るといわれているので、皮膚を鍛えるためにブラッシングや乾布摩擦も良い。このように日常生活も気をつけてもらい、アルコールの摂取を減らしてもらうべく、禁酒のツボ（右外関）にカラーを貼ったところ、酒の量は減り、風邪をひかなくなってきた。

症例17　サイトメガロウイルス肺炎の症例
年齢　65歳　男性
既往歴　肝癌

1ヶ月前から咳が出て病院で診てもらい、咳止めや祛痰剤の処方を受けて一時おさまるが、また4〜5日で咳が出る。発熱はないが身体はだるい。来院時には、左後肺野にラッセル音(ラ音)を聴取した。色彩診断ではサイトメガロウイルス肺炎がオープンした。

サイトメガロウイルスは免疫が正常な健常者には感染しないが、免疫不全の人には、肺などに臓器障害を引き起こす。

この患者は半年前に肝癌となり、化学療法や放射線治療はせずに色彩治療をしたが、体力は弱っていたと思う。

サイトメガロウイルス肺炎のツボは◎右承山、右承筋、左少海、左尺沢、左孔最、左郄門、左足三里、右幾中、右上廉で、右承山にミトコンパルスをかけ、上記のツボ全てにNMN、U2光総合、サイトメガロウイルス肺炎、三種、スナップボタンを貼った。もちろん中皮腫一式や神経痛誘発性空洞化骨壊死一式も色々なツボでクローズになったので、これらのツボである右神蔵、左衝門、関元、左内膝眼、左神門にミトコンパルスをかけ、NMN、U2光総合、三種、スナップボタンを貼った。

1ヶ月後に診察したが、サイトメガロウイルス肺炎の探索棒は陰性（クローズ）になっていた。咳などの症状もなくなっていた。

この患者の妻もサイトメガロウイルスが陽性になっていたが、咳もなく、左孔最にサイトメガロウイルスがクローズしていたのみで、無症状だったので、右承山と左孔最にNMN、U2光総合、三種を貼った。1ヶ月後にはサイトメガロウイルスの探索棒はクローズになった。免疫不全がなければすぐに治るのである。

サイトメガロウイルス感染は多くは無症状なことが多く、肺炎になることは少なく、あまり問題にされない。この患者の場合も、病院では診断がつかず、繰り返していた。色彩診断だと多数の疾患の探索棒をクローズか、オープンするかみるだけで診断ができるので、短時間で多くの疾患の有無がわかるメリットがある。病院でサイトメガロウイルス感染と診断されるには、抗体上昇が必要で、困難なことが多い。

一般の咽頭炎、気管支炎、肺炎の治療もサイトメガロウイルス肺炎と同様に治療する。細菌やウイルスでオープンするものがあれば、その病原体のツボを調べて、その主穴にミトコンパルスをかける。次にNMNよりその病原体が強いかどうかを確認する。患者にNMNの探索棒を持たせて、その病原体の探索棒がオープンするようならば、その病原体の方が強いので、その病原体のカラーをNMN、U2光総合と一緒に貼る。そしてその病原体の全てのツボにこれと、三種、スナップボタンを貼る。また、咽頭のツボは左手五里、気管支は左尺沢、肺のツボは左孔最なので、ここにも上記のカラーを貼る。

症例18　新型コロナウイルス感染症の症例

年齢　73歳　女性

既往歴　10年以上前から左鼠径部のリンパ腺が腫脹し、痛む

来院する前日から38度以上の発熱と咳がある。検索棒で調べたところ、新型コロナ変異株とインド株がオープンとなった。他にも非定型性抗酸菌感染症、新型コロナウイルス後遺症、抗微粒子などがオープンした。

左肺野にラ音が聴取されたし、患者はかなりつらそうだったので、ラクテックを点滴した。その間に新型コロナウイルスのツボである左三里にＮＭＮ、Ｕ２光総合、ミトコン一式、スナップボタンを貼った。咽頭のツボである左手五里、気管支のツボである左尺沢、肺のツボである左孔最にも同様のカラー、スナップボタンを貼った。中皮腫や神経痛誘発性空洞化骨壊死などのツボにも同様のカラー、スナップボタンを貼ったが、ミトコンのかわりに三種を貼った。

また、肝臓や腎臓でも新型コロナウイルス変異株やインド株がクローズになったので、腎臓のツボである左陰谷、肝臓のツボである左中封にもＮＭＮ、Ｕ２光総合、ミトコン一式、スナップボタンを貼った。頭も新型コロナウイルスがクローズしたので、同様のカラー、スナップボタンを左少海に貼った。

ここまで貼って患者はラクになったとは言ったが、左尺沢、孔最、手五里と言ったツボは、すぐにクローズになったので、全て貼り替えた。

その後、患者は自宅に帰ったが、１週間高熱ではないが発熱して寝込んだという。

この患者は新型コロナウイルスに感染して急速にウイルスが増殖したのだと思う。免疫力の低下した症例や基礎疾患のある場合にそうなる。

この症例は脳、腎臓、肝臓にもウイルスが入り込み、肺にもラ音が聴取されたので急速に全身にウイルスが蔓延した重症例である。色彩治療でこの急速な蔓延は止められたが、その後発熱が続いたところをみると、ウイルスは長く体内に留まっていたのだと思う。

新型コロナウイルスのツボの治療は三種のかわりにミトコンドリア一式でないと効かない。また、後遺症としてのどがおかしかったり、咳が出る場合、局所つまりのどや胸、背中に一式貼らなくてはならない。オーラでクローズする部位にＮＭＮ、Ｕ２光総合、三種、スナップボタンを貼るのだが、症状がひどい場合は貼ってもオーラが局所にオープンしないので、三種のかわりにミトコン16種を貼らなくてはならない。新型コロナウイルス後遺症がオープンになり、しかもＮＭＮより強くオープンする場合はＮＭＮと一緒に貼るとよい。

参考までに、肺炎や気管支炎を引き起こす主な病原体と、そのツボについて述べる。

細菌の主穴は左上巨虚である。しかし、全ての細菌ではないため、次に特殊な細菌のツボについて記す。

・結核菌：◎右養老、右兪府、右伏兎、右上廉
・非定型抗酸菌感染症：◎左耳門、右幾中、右温溜、左手五里、左陰陵泉
・破傷風菌：◎右兪府、右光明
・縫線核：◎左中渚、右伏兎、右承筋、右光明、左湧泉、左耳門、左上巨虚
・レジオネラ菌：◎左雲門
・クラミジアN：◎左耳門、左上巨虚、右伏兎、左商丘
・炭疽菌：◎左湧泉、右極泉、右兪府、左衝門、右丘墟、右太衝、関元
・O-157：左耳門、左雲門、左中府、右極泉、右兪府
・緑膿菌形態変化3：◎腰兪、左郄門、左衝門、右丘墟、右梁丘、右兪府、右幾中、右神蔵、右霊墟

ウイルスに関しては、主穴は右上廉のことが多いが、例外はある。次に示す。

- **インフルエンザ：**◎左通里
- **SARS：**◎左衝門、左耳門、左曲泉、右陽谿、会陰に相当する右（女性）または左（男性）足首上部のツボ
- **麻疹：**天突
- **マイコプラズマ：**左経渠、右幾中

※その他、真菌は右四瀆が主穴である。

- **カンジダ：**◎右四瀆、右極泉、左衝門、左足三里、左雲門、左中府、右兪府、右幾中、右神蔵、右霊墟

呼吸器に限らず、真菌は水虫、爪白癬など色々なところで病気を引き起こす。
呼吸器疾患の他の疾患のツボを以下に挙げる。

- **胸膜炎**：◎右霊墟、左湧泉、左衝門、関元、膻中、右極泉
- **喉頭かぜによる咳、のどの痛み**：左中都、左孔最、左尺沢、左衝門、右極泉、腰兪
- **肺高血圧**：左条口、左経渠
- **肺気腫**：◎紫宮、建里、右大敦、左瘈脈
- **肺動脈狭窄**：◎左雲門、右足臨泣、右血海、左衝門、左尺沢
- **慢性血栓塞栓性肺高血圧**：左尺沢、腰兪、大椎、啞門、関元、廉泉、左耳門
- **閉塞性気管支炎**：啞門、右伏兎、右梁丘、左耳門、左中府
- **縦隔腫瘍**：◎左雲門、○左中府、左内膝眼、左耳門、右兪府、右幾中、右神蔵、右霊墟、左衝門、左復溜、左交信、左築賓
- **気胸**：右兪府
- **肺うっ血**：◎左足三里、右兪府、右幾中、左衝門、右極泉、腰兪

冊

補充数

発行所 青春出版社

著者 廣田曄子

書名 あきらめていた病気を改善させる
色彩治療の手引き

本体1400円+税

ISBN978-4-413-08518-2
C0047 ¥1400E

9784413085182

書店コード

売上補充カード

定価1540円
税10%

売上カード

BBBN4-

あきらめてい
色彩治療の手引

413-08518-
廣
き

気道の炎症、アレルギーなどに関するツボを以下に挙げる。

- **大葉性肺炎：**○腰俞、右極泉、右行間、右幾中
- **化膿性咽頭炎：**○左衝門、左手五里、右光明、左蠡溝
- **肺胞性肺炎：**左中府、左尺沢、左孔最、腰俞
- **喘息：**◎右極泉、腰俞、左曲泉、左陰陵泉、右陽陵泉
- **アレルギー性鼻炎：**○左臂臑、右俞府、右幾中、腰俞、廉泉、天突、右天府、右俠白、右二間、右極泉、左雲門、左衝門、右隠白
- **気管支拡張剤：**廉泉、天突、右極泉、左衝門、左聴宮、大椎
- **CS症候群（Chemical Sensitivity・化学物質過敏症）：**○右俞府、左聴宮、左湧泉、左衝門、左耳門
- **レジオネラ肺炎：**左湧泉、左内膝眼、右俞府、右幾中、右神蔵、右霊墟、左雲門、左中府、右極泉、左衝門、左耳門
- **誤嚥性肺炎：**○左衝門、右大敦、右極泉、腰俞

・**細気管支炎：**○左神門、左雲門、左中府、左顱息、左耳門、左尺沢、左衝門
・**肺血栓塞栓症：**◎左尺沢、左雲門、左中府、右極泉、左足三里、左内膝眼、左耳門、左聴会、大椎
・**咳：**右行間、左衝門、右兪府
・**AIP先のとがったすきまのPneumonia**
：○右兪府、右極泉、左曲泉、左内膝眼、関元、左衝門
・**肺門陰影：**右梁丘、左湧泉、左雲門、左耳門、腰兪、右極泉、左衝門
・**気道内粘液：**左陰陵泉、右兪府、右幾中、右神蔵、右霊墟、腰兪、左雲門、左中府
・**縦隔炎：**左肩井、右極泉、左衝門、左湧泉、左内膝眼、左陰谷、瘂門、腰兪、右兪府、右幾中、右神蔵、右霊墟、左耳門
・**炎症性咽頭扁桃炎：**左曲泉、左合谷、左衝門、腰兪
・**ウイルス性咽頭炎：**◎左手五里、◎左陰谷、左郄門、左聴会
・**PM0・5：**◎右天府、◎右俠白、左耳門、左顱息、左瘈脈、右兪府、左湧泉、左委中、左衝門、右極泉
・**PM2・5：**右兪府、右幾中、左湧泉、右合陽、右承山
・**黄砂：**左中封、左曲泉、左耳門、左聴宮、左聴会

・抗微粒子：◎左衝門、腰兪、右霊墟、右天府、右俠白、右伏兎、右行間、右梁丘、左湧泉、左内膝眼、左陰谷

第７章

寄生虫による疾患

アメーバなどの寄生虫による疾患

寄生虫とは体内に寄生する動物で、人につく寄生虫は世界で約２００種類あるという。代表的なものはマラリヤやアメーバなどである。

症例19　東南アジアで感染したと考えられる寄生虫症の一例
年齢　76歳　男性
既往歴　特になし

元来健康であったが、1年ほど前から右背が痛み、普段は１１０〜１２０mmHg/60 mmHg台の血圧が、１４０〜１６０mmHg/90 mmHgくらいに上昇した。色々な医療機関で、ホルモン検査、レニン値の測定、腎臓の検査など、様々な疾患を疑って検査を受けたが異常なく、原因不明といわれた。その他、右脇腹も時々痛むという。

色彩診断では寄生虫の探索棒が2本オープンした。サイクロスポーラ寄生虫（○啞門、左耳門、左肩井、右極泉、右丘墟、左太谿、左衝門、左聴宮、左聴会、左顱息、左瘈脈）とトリパノゾーマ寄生虫（◎左交信、大椎、腰兪、左雲門、左中府、左内膝眼、右光明）であった。

この2本の寄生虫の探索棒を、患者が痛いと訴える右上腹部にかざすとクローズになったので、これらの寄生虫が腹部、特に肝臓に存在すると思われた。また、背中をみると、両腎臓の部位もクローズとなり、腎臓にもこれらの寄生虫が存在すると考えられた。

この患者を治療した時は、ミトコンパルスはまだ存在しておらず、治療に用いていない。これらの寄生虫の探索棒のほうがNMNより強く反応したので、全てのツボにこれらの寄生虫のカラーを入れた。NMN、U2光総合と三種（中皮腫一式、神経痛誘発性空洞化骨壊死一式、癌幹細胞一式）を貼り、まだクローズしたのでスナップボタンも貼った。

さらに、腎臓と肝臓に寄生虫がいることがわかったので、腎臓のツボである左陰谷と肝臓のツボである左中封にも、上記と同じようにカラーを貼った。
その上で腹部と背部をみてみると、これらの寄生虫の探索棒がクローズするところはなくなった。患者はその後、血圧が下がって正常になり、腹部の痛みも無くなった。
このような珍しい寄生虫の探索棒が反応したのは、患者が若い頃に東南アジアへ長期に旅行し、色々なものを食べていたというので、そのためではないかと思う。

その他、アメーバ腸炎（◎左耳門、右大包、右神蔵、左条口、左陰谷、右梁丘、左少海、左手五里、左雲門、左中府、右兪府、右幾中、右霊墟、左聴宮、左聴会、左交信）を時々見かける。腹痛や下痢がなかなか止まらなかった症例は、治療によってすっかり下痢、腹痛がなくなった。また、アメーバは身体の様々な部位に入り込む。最も多いのは腎臓と肝臓で、腎障害が数値（血液検査）にあらわれる。また、心臓に入って不整脈を引き起こした例を経験している。

腎臓のツボは左陰谷、肝臓のツボは左中封、心臓のツボは左陰郄なので、これらの臓器にアメーバが入った場合は、その臓器のツボにもアメーバのカラーを貼るとよい。アメーバの探索棒が強くオープンする時には、三種の代わりにミトコンドリア16種を貼り、スナップボタンを貼るとよい。特に癌の場合、例えば肝臓癌があると、ここにアメーバが入り込み癌も悪化させてしまうので、アメーバのツボ全てに処置をした方がよい。処置をした後にツボがクローズするようならば、ミトコンドリア16種を貼り足せばよい。

また、鉤虫（◎左交信、左曲泉、左湧泉、左内膝眼、左聴会、左衝門、命門）や、大腸パラジウム（ツボは鉤虫と同じ）、ライムボレリア（ツボはトリパノゾーマと同じ）が反応した患者は、半年に1回行う血液検査で、肝機能の数値が異常に高くなることがしばしばあった。しばらくして検査すると全く正常になることが多かったという。この患者も治療後は肝機能の数値が高くなることはなくなった。

恙虫病《つつがむしびょう》（左尺沢、左少海、左雲門、左中府、左交信、左陰谷、左委中、左衝門、右極泉、会陰に相当する足首上部のツボ）に罹り、肝機能が悪化した症例もある。このように、最近は寄生虫の症例も多いが、これも西洋医学的診断では見落とされがちである。

第8章
消化器疾患

胃腸や食道などの疾患について

最近は食生活の欧米化、高齢者の急増などで消化器疾患の構造変化がもたらされている。ストレスなどによる胃食道逆流症、大腸癌、動脈硬化性疾患などが増加している。

症例20　胃潰瘍、胃炎の症例

年齢　82歳　女性
既往歴　胃腸虚弱

元来胃腸が弱くすぐに下痢をしたり、便秘が続いたりすることがあった。家族の介護で、ここ数ヶ月はストレスの多い生活をしていた。上気道炎となり、微熱が出たりした後に食欲がなくなって来院した。痛みはない。

色彩診断ではクッシング潰瘍（◎右幾中、任脈、左太谿、左水泉、左足三里、左上巨虚、左条口、左衝門、右兪府、右極泉）、胃粘膜下潰瘍（◎右大包、左足三里、左陰谷）、B型胃炎（◎建里、左足三里、左陰谷、右幾中、関元、腰兪）およびストレス（◎左神門）がオープンした。これらの主穴の右幾中、右大包、建里にそれぞれミトコンパルスを10分ずつかけ、NMN、U2光総合、三種（中皮腫一式、神経痛誘発性空洞化骨壊死一式、癌幹細胞一式）を貼った。NMNの探索棒を患者に持ってもらい、クッシング潰瘍、胃粘膜下潰瘍、B型胃炎をそれぞれ調べると、全てクローズしたので、これらのカラーはNMNと一緒に入れなかった。推測するに潰瘍が出来て日が浅かったため、強く反応しなかったのだと考える。

中皮腫のツボである右神蔵、左衝門、関元、左神門や神経痛誘発性空洞化骨壊死のツボである左衝門、左内膝眼にも同様の処置をする。中皮腫や神経痛誘発性空洞化骨壊死があると、どんな病気も治りにくいからである。また、中皮腫はいくら治療してもすっかり治るということはない。症状が軽くはなるが、完治しにくいため治療は継続した方がよい。神経痛誘発性空洞化骨壊死も高齢者でだいたいの方に反応することが多い。

このように治療したところ、次第に食欲が出て食べられるようになった。興味深いことに、傷のツボである右血海と会陰の代わりのツボ（足首上部のツボ）それぞれにNMN、U2光総合、三種、スナップボタンを貼ると胃潰瘍は早く治る。皮膚の傷も内臓の傷も同じように治療できる。

なお、ピロリ菌がオープンする場合、その主穴は左曲池である。

その他の胃炎、胃潰瘍関係のツボを以下に挙げる。

- **萎縮性過形成胃炎：**左陰谷、右梁丘、腰兪
- **自己免疫性胃炎：**左衝門、左足三里
- **びらん性胃炎：**右梁丘、左足三里
- **前庭胃炎：**右梁丘、左衝門、腰兪

・**体部胃炎：**右梁丘、左衝門、腰兪
・**胃炎：**◎左湧泉、左衝門、左少海、右梁丘、右陰市、右環跳
・**慢性萎縮性胃炎：**左耳門、右兪府、左衝門、左湧泉
・**出血性胃炎：**○左湧泉、右上廉、右極泉、左水泉、左足三里、左衝門
・**A型胃炎：**◎大椎、左曲泉、右血海、左足三里

胆のう、消化器などの疾患

症例21　慢性膵炎、胆のう炎の症例
年齢　73歳　女性
既往歴　60歳の時に胃癌手術をした

元来胃腸が弱かったが、胃癌の手術をした後も食べすぎたり、油ものを食べたりすると食欲がなくなり、右上腹部が痛むことがあり、常に胃腸の具合が悪い。

色彩診断では、B型胃炎（◎建里、関元、腰兪、左足三里、左陰谷、右幾中）、急性膵炎（◎

右梁丘、左条口、左聴会)、慢性膵炎(◎左条口、左上巨虚、左足三里、左衝門、右陰市、右梁丘、右瞳子髎、左豊隆)、胆のう炎(◎右大包、右丘墟、右光明、右養老、左腎兪、右神蔵)がオープンになった。胃炎に加え膵炎、胆のう炎があったのだが、胆石はなかった。

胃炎、胃潰瘍は治りやすいが、膵炎、胆のう炎は長引く。体調が悪くなると出てくる。この症例もそれぞれの主穴にミトコンパルスをかけ、胆のう炎がNMNより強くオープンしたので、胆のう炎のカラーをNMN、U2光総合に加え、三種とスナップボタンを貼った。これを月1回行い、6ヶ月ほど経つと胃腸の具合は大分良くなり、右上腹部の痛みも無くなった。しかし3ヶ月以上も色彩治療を受けなかったり、よほど疲れが出ると、右上腹部が痛くなることがあるが、胃腸の具合が悪くなる頻度は激減した。

その他、胆のう関係のツボを以下に記す。

・**胆道感染：**◎腰兪、右大包、右神蔵、右兪府、右瘈脈、右幾中、左雲門、左中府、左曲泉、左陰谷、左耳門、左顱息、左衝門

・**胆のう腫大：**◎腰兪、左衝門、右兪府、右大包、左耳門

・**ウルソ：**◎腰兪、右崑崙、右京骨、右大敦、左蠡溝、右陽陵泉、右兪府、右幾中、右神蔵、右霊墟

・**胆のう結石：**◎右大包、右丘墟、右光明、右養老、左腎兪、右神蔵、右陽陵泉、左環跳、右伏兎、右梁丘、右陰市、腰兪、右足臨泣、右大敦、会陰に相当する足首上部のツボ

・**各種結石溶解：**○右大包、左中封、左曲泉、左陰谷、左衝門、関元、右幾中、左聴宮、左聴会

・**総胆管結石：**◎左雲門、右承山、右大包、右期門、左衝門、左築賓、左太谿、腰兪、右支正、左中府、左内膝眼、左湧泉、右兪府、右神蔵、右幾中、右霊墟

・**結石の混合と黒色ビリルビンカルシウム：**総胆管結石のツボと同じ

・**結石コレステロール：**◎右大包、左聴宮、右幾中、左衝門、右陽陵泉、腰兪、右陽谷、左曲泉、右光明

なお、急性膵炎の主穴は右梁丘である。

胆のう摘出手術後の炎症

筆者が東京で開業していた時に、ずっと勤めていただいていた看護師さんが86歳の高齢になって、胆石、胆のう炎を患った。入院して胆のう摘出術を受けたが、経過が思わしくないという。そこで入院先の国立国際医療センターへ行ったところ、本人はしっかりしていたが、熱が下がらないといい、生死のあいだを3回ほどさまよったという。

色彩治療で良くなるかもしれないというと、「やっておくれ」というので主治医にきくと、快く承諾して下さった。

まず、発熱の原因は抗生剤の点滴をしているにもかかわらず解熱しないところをみると、耐性菌だと思った。そして歯槽骨に巣食う細菌を治療しなければならないと考えて、神経痛誘発性空洞化骨壊死のツボである左衝門と左内膝眼にNMN、U2光総合、胆のう炎と三種(中皮腫一式、神経痛誘発性空洞化骨壊死一式、癌幹細胞一式)とスナップボタンを貼った。そして体温を正常に戻すツボである左陰廉にも同様に貼り、最後に体内の悪い波動が出て行くように左合谷にも同様に貼った。数日して効果を聞いたところ、熱はすぐに下がり、元気になったとのことであった。

この患者は胆石を手術で摘出していたし、胆のうも無いため、炎症だけが問題だった。退院した後も以前のように元気にはなれなかったが、99歳11ヶ月で亡くなるまで大きな病気はしなかった。

その他の消化器疾患のツボを以下に記す。

- **便秘：**◎右極泉、右兪府、左中封、右三間、左衝門
- **胃脂肪腫：**◎左足三里、左肩井
- **胃過形成ポリープ：**◎左足三里、左肩井、左顱息
- **胃液の分泌や運動障害：**◎左衝門、右大敦、右京骨、右三間、右極泉、左瘈脈、右神蔵
- **下部食道括約筋：**右行間、右伏兎、右天府、右俠白
- **胃のう胞：**◎左聴会、左衝門、右三間、右小海、左委陽
- **食道アカラシア：**右丘墟、左足三里、右行間、左少海

・**食道静脈瘤：**◎左足三里、右行間
・**逆流性食道炎B：**◎左孔最、左経渠、左尺沢、右温溜、左足三里、左上巨虚、左条口
・**アルコール性慢性膵炎：**左耳門、左聴宮、右極泉、左衝門、左太谿、右右温溜
・**胃：**左湧泉、左足三里、左衝門
・**ヘリコバクターピロリ：**◎右曲池、右梁丘、左衝門、左足三里、左少海、右丘墟
・**エクスピロリ：**◎右梁丘、右極泉、右兪府、右幾中、左衝門、左陰市、会陰に相当する足首の上のツボ
・**赤痢：**左湧泉、右兪府、左耳門
・**U2腸内フローラ：**◎建里、関元、左衝門、左通里、右兪府、右幾中、右神蔵、右霊墟、左雲門、左中府、左合谷、右陽谷、右極泉、左中瀆、左上巨虚、左太谿、左蠡溝、左復溜、左交信
・**クローン：**◎建里、左商丘、左地機、右曲池、右上廉、右天府、右俠白、廉泉、天突、会陰に相当する足首上部のツボ

第9章
心疾患

突然死を引き起こす心疾患

心疾患には命にかかわるような疾患が多い。心筋梗塞は心臓を栄養している血管（冠状動脈）の閉塞でおこり、早急に治療しないと致死的なことがある。

また、不整脈にも致命的なものがある。心房細動や発作性心房細動は心臓に血栓ができ、それが脳の血管を詰まらせて脳梗塞を引き起こす。さらに、日本人に多い心筋症も突然死をきたすことがある。

症例22　急性心筋梗塞の症例

年齢　88歳　女性
既往歴　なし

急に胸が苦しいと訴えるので、往診してほしいといわれて行ってみると、色彩診断では心筋梗塞筋ジストロフィー（◎右養老、左尺沢、左郄門、関元、右行間、左湧泉、左衝門、腰兪）がオープンになったので、右養老に心筋梗塞筋ジストロフィー、NMN・U2光総合、三種を貼り、それでもツボでオーラの探索棒がクローズになったので、スナップボタンを貼ってオープンとなった。当時はミトコンパルスがなかったので、主穴にはかけていない。

そして、波動を逃がすために左合谷に同様のカラーを貼ったところ、すぐに胸がラクになったという。

心臓には、神経痛誘発性空洞化骨壊死が入りやすいので、神経痛誘発性空洞化骨壊死のツボである左衝門と左内膝眼にNMN・U2光総合、三種（中皮腫一式、神経痛誘発性空洞化骨壊死一式、癌幹細胞一式）、スナップボタンを貼った。ボーンキャビテーションのツボである、右伏兎も同様に処置した。
翌日行ってみると、すっかり良くなったという。しかしカラーはずっと貼り続け、2〜3週間経ってから取ってもらった。糖分を摂りすぎないよう注意した。
このように治療すると、軽度の心筋梗塞はめったに再発することがない。

関連するツボを以下に挙げる。

・**心筋梗塞：**◎右養老、右大包、右梁丘、左湧泉、右丘墟、左耳門、左聴宮、左聴会、右兪府
・**心臓Aパターン：**◎右養老、左神門、左肩井、腰兪、左湧泉、左衝門、関元、右大包、右行間
・**狭心症：**◎右支正、左郄門、左少海、左湧泉、左曲泉、左衝門、左雲門、左耳門、大椎、右極泉

・コレステロール血漿塞栓：◎右陽谷、左聴会、左耳門、腰兪、左曲泉、左蠡溝、右梁丘、右陰市
・冠状動脈血栓：◎右上廉、左衝門、左陰谷
・攣縮性狭心症：◎右支正、左郄門
・異型狭心症：◎左衝門、左湧泉、左雲門、左中府、右極泉、関元、大椎、右大敦、左足三里、左上巨虚、左郄門、左兪府、左幾中、左神蔵、左霊墟
・労作性狭心症：左衝門、左兪府、廉泉、天突、左聴会
・不安定狭心症：◎左衝門、唖門、左郄門、左少海、左耳門、左陰谷、左委中、左委陽
・右室心筋異常：左足三里、左耳門、右小海、右梁丘

心臓や脳の血管の疾患のツボは、小腸経の右前腕に存在するツボに主穴がある。養老は心筋梗塞、支正は狭心症で、小海は動脈硬化のツボである。

不整脈

症例23　不整脈の症例
年齢　66歳　男性
既往歴　高血圧

５ヶ月前から不整脈に気づいていた。時々脈が速くなったり、不整になったりして、最近は特に多くなってきたという。西洋医に心電図などで調べてもらったが、特に薬などは出なかった。

色彩診断では心房細動（◎左陰郄、左衝門、左耳門、左聴宮、右行間、腰兪、左陰陵泉）、青壮年突然死（◎左聴会、腰兪、右曲池）、期外収縮（◎左築賓、右幾中）、ウイルス性心筋炎心筋壊死（◎右上廉、左郄門、左曲泉、右曲池、腰兪、右極泉）、閉塞性肥大心筋症（左曲泉、左太谿）、心室内左軸変位（左商丘、腰兪、左衝門）がオープンになった。

不整脈で問題なのは心房細動で、心臓内に出来た血栓が脳に行き、脳梗塞を引き起こすことがあるので、西洋医学ではワーファリンなどの抗凝固剤を処方することが多い。

ワーファリンは出血傾向が出るなど副作用があるが、最近、出血傾向を検査しないで使える薬が開発され、使いやすくなった。しかし、出血傾向はあるので注意深く用いなければならない。

この患者は１ヶ月に二度位の頻度で治療を続けて、３ヶ月で不整脈や心房細動がオープンになることはなくなった。

この患者の治療時には、ミトコンパルスは用いられていなかった。ミトコンパルスを左陰郄にかけていれば、もっと早く治癒したと思われる。

このような不整脈の場合も、中皮腫や神経痛誘発性空洞化骨壊死のツボである左衝門、左内膝眼、関元、右伏兎などにミトコンパルスをかけ、ツボにＮＭＮ・Ｕ２光総合、三種、スナップボタンを貼らなくてはならない。

次に不整脈関連の探索棒とツボを以下に挙げる。

・心房細動：◎左陰郄、右支正、右兪府、右幾中、右神蔵、右霊墟、右行間、右伏兎、左雲門、左中府、左耳門、左衝門、左復溜

・**伝導系細胞途絶**：左曲泉、左衝門、右兪府、右内庭、左内膝眼、関元、左雲門、左中府、左耳門、右伏兎

・**完全房室ブロック**：左耳門、右行間、右合陽、右極泉、左衝門

・**房室結節中皮腫**：◎関元、右兪府、左内膝眼、左経渠

・**拡張型心室頻拍**：◎右極泉、左中封、左雲門、左衝門、右京骨、会陰に相当する足首上部のツボ

・**洞房結節周囲神経節 Lewy 小体**：右極泉、右神蔵、左衝門、左聴会、右陽陵泉、左雲門、左中府

・**洞房結節線維症**：右瘈脈、右侠白、左足三里

・**不整脈副伝導路**：◎左衝門、右兪府、右行間、左聴会、左顱息、右瘈脈、右環跳

・**特発性心室頻拍**：◎右幾中、右二間

・**不整脈原性右室異型性**：右伏兎、左耳門、左聴会、左至陰

・**先天性房室ブロック**：◎右曲池、会陰に相当する足首上部のツボ

・**Lenegre 右脚膠原繊維**：左衝門

・**発作性上室頻拍**：左耳門

・**左脚前後線維完全途絶**：右僕参、右極泉、左衝門、腰兪

・**右室拡大脂肪変性：**◎右丘墟、左顱息、左瘈脈、左衝門、右極泉、右兪府、会陰に相当する足首上部のツボ
・**心室内左軸偏位：**左衝門
・**不整脈Ａパターン：**◎右幾中、左衝門、右血海
・**不整脈Ｂパターン：**左湧泉、左衝門、左中府
・**不整脈Ｃパターン：**◎関元、右上廉、右温溜、右極泉、左足三里
・**不整脈Ｄパターン：**◎左聴会、右崑崙、左陰谷、左曲泉、腰兪、左衝門、関元、右陽谷、会陰に相当する足首上部のツボ
・**不整脈Ｅパターン：**右二間、左聴会
・**不整脈Ｆパターン：**◎左耳門、右二間、右丘墟
・**アミオダロン：**◎左曲泉、右兪府、右瘈脈

様々な心疾患のツボ

①心不全

・**心不全：**右青霊、左曲泉、右陽陵泉、左陰陵泉

・**ファルプリル－悪性・腎性・本態性高血圧・心不全：**右陽陵泉、腰兪、啞門、左耳門

・**ピモベンダン－心不全・息切れ：**右神蔵、右陽陵泉、右極泉、腰兪、左陰谷

・**BNP－脳ナトリウム排泄増加ペプチド：**◎左郄門、右陽陵泉、左耳門

②解離性大動脈瘤

・**上行大動脈解離：**◎右小海、右支正、右養老、右陽谷、右極泉、左雲門、廉泉、天突、左復溜、左交信、左太谿、左水泉、左関使、左中封、左商丘、右伏兎、左衝門、関元、左陰谷、右梁丘、右陰市、右瞳子髎、会陰に相当する足首上部のツボ

・**B型上行大動脈解離：**上行大動脈解離のツボに、左陰陵泉、左曲泉を加えたもの。

大動脈解離に対しても、色彩治療は大変有効である。症状が疑われたら、大事に至らないうちに早めの治療がよい。

③弁膜症

・**大動脈閉鎖不全：**◎左孔最、○腰兪、左合谷、左尺沢、右極泉、右天府、右侠白、左耳門、左衝門、左太谿

・**三尖弁狭窄：**左衝門、左尺沢、右温溜、左孔最、右極泉、右神蔵

・**三尖弁閉鎖不全：**◎左尺沢、左聴会、左衝門、右極泉、左耳門、左聴宮、左瘈脈

・**リウマチ性僧帽弁閉鎖不全：**◎左耳門、左衝門、左合谷、左曲泉

・**僧帽弁狭窄：**◎膻中、左合谷、右行間、右僕参、右崑崙、右伏兎、右梁丘、右陰市、関元、右労宮

④前記以外の心疾患のツボ

- **心肥大**：右支正
- **サルコイドーシス心筋炎**：◎右陽谷、右乳根、左湧泉
- **心室中部閉塞性肥大症**：左曲泉、右極泉、左聴会、左衝門、右丘墟、左陰谷、右光明
- **特発性心筋炎**：◎左雲門、左衝門、左陰郄、右兪府、右極泉、左顱息、左聴会、右梁丘、会陰に相当する足首上部のツボ
- **抗デスミン抗体**：◎左中封、右極泉、左衝門、左耳門、左聴宮、左聴会、左顱息、左瘈脈
- **拡張型心筋症A**：◎左尺択、左聴宮、右極泉、左耳門、左衝門、関元、左湧泉、左足三里、左上巨虚
- **拡張型心筋症**：◎左郄門、左衝門、右大敦、右支正
- **閉塞性肥大心筋症**：◎左太谿、左曲泉、腰兪
- **左房粘液腫**：左衝門、左陰郄
- **心タンポナーデ**：左顱息、右太衝、左雲門、右陰市
- **心筋アクチン遺伝子**：右丘墟、瘂門、右極泉、左聴会
- **心膜炎**：◎右梁丘、右丘墟、左陰陵泉

・右室拡大脂肪変性：◎右丘墟、左顱息、左瘈脈、左衝門、右極泉、右兪府、会陰に相当する足首上部のツボ、右光明

・冠動脈硬化：◎右小海、右支正、右養老、右陽谷、左郄門

・心房中隔欠損：◎右極泉、右兪府、右神蔵、右幾中、右霊墟、左湧泉、右丘墟、右京骨、右光明

西洋薬には不整脈に対する薬剤の有効性があまりなく、時に不整脈がひどくなることがあるのは、不整脈を全体として捉えているからと思う。これに対して色彩治療は、不整脈の種類を特定し、その個々に対する治療を行うから効果があるのだと思う。これは、不整脈以外の心疾患、あるいは他の病気にもいえる。

第10章
目、耳、歯の疾患および泌尿器などの治療

目、耳、歯など、これらの頭から上の臓器はその各々に専門の科があることでもわかるとおり、非常に繊細で重要である。それに対しても色彩治療は有効である。

目の疾患

目の疾患には、角膜、結膜、レンズ、網膜、網膜に走っている動脈、静脈、神経の疾患などあり、多岐にわたる。中には網膜の疾患のように治りにくい物も多いが、色彩利用で良くなるものも多い。

症例24　黄斑変性の症例
年齢　66歳　女性
既往歴　高血圧のため降圧剤を服用

黄斑変性の治療のために、目に直接注射する治療を2年前から4ヶ月に一度受けた。レーザー治療も受けた。はじめは注射をすると水分が除去されて視力が戻っていたが、次第に注射が効かなくなったという。

色彩診断では強度近視、角膜真菌症（◎左陰陵泉、左衝門、右行間、右極泉、左陰郄、右兪府、右幾中、左顱息、左瘈脈、右四瀆、腰兪）、網膜神経細胞叢（右伏兎、右丘墟、左衝門、左曲泉、右瞳子髎、右清明、会陰に相当する足首上部のツボ）、および口唇癌、口蓋扁桃悪性リンパ腫が反応した。

上記のツボを治療し、癌の治療もしたところ、1週間後には癌は小さくなった。そして反応したのは浸出性加齢黄斑変性（◎関元、左雲門、左中府、右天府、右侠白、右内庭、左太谿、左復溜、左交信、右合陽、右瞳子髎、左湧泉、右四瀆、右陽谿、左肩井、右兪府、右幾中、左耳門）であった。

癌の治療は続け、浸出性加齢黄斑変性の主穴、関元にはミトコンパルスをかけ、NMN・U2光総合の次にミトコン16種を貼ってから、スナップボタンを貼った。また、眼内に水が溜まると聞いたので、水をとるツボである左三陰交と左商丘にも、ミトコンパルスをかけた後に同様の処置をした。

他にオープンした探索棒は、網膜色素上皮バリア機能（天突、廉泉、左湧泉、右丘墟、左衝門、左耳門、左聴宮、左聴会、左顱息、左瘈脈、会陰に相当する足首上部のツボ）、胞状網膜剥離（左衝門、左曲泉、右伏兎、右丘墟、右瞳子髎、右晴明、左湧泉、会陰に相当する足首上部のツボ）、角膜上皮障害（左衝門、左湧泉、左陰谷、百会、右崑崙、右極泉、右霊墟）であった。

7週目で癌は消失した。黄斑円孔網膜剥離（◎左耳門、腰兪、右極泉、左陰谷、廉泉、天突）、網膜色素上皮PCV（◎右二間、右極泉、左耳門、左水泉、右上廉、左衝門）がオープンとなったので、上記と同様の処置をした。

眼科では目の浮腫が取れているといわれ、目に注射をしないでよいといわれたという。

視力も改善している。その後は時々、黄斑変性関連の探索棒がオープンすることはあっても、症状は改善していた。

オープンしたカラーは、卵黄様黄斑ジストロフィー（◎関元、左雲門、左中府、右天府、右侠白、右内庭、左太谿、左復溜、左交信、右合陽、右瞳子髎、左湧泉、右四瀆、右陽谿、左肩井、右兪府、右幾中）、卵黄ジストロフィー（上記と同じ）、卵黄状黄斑変性（同じ）、加齢黄斑変性（同じ）、網膜神経細胞層、糖尿病性網膜障害（左尺沢、右陽陵泉、左雲門、左中府）、蚕蝕性角膜潰瘍（左水泉、左復溜、関元、左衝門、左耳門、左交信、左顱息）、萎縮性加齢黄斑変性（◎左湧泉、左耳門、左曲泉、左郄門）、浸出性加齢黄斑変性（右幾中、左肩井、左耳門）、網膜剥離A（◎右瞳子髎、◎右晴明、左陰谷、右霊墟、左肩井）、神経網膜前駆細胞（右伏兎、右丘墟、左衝門、右瞳子髎、右晴明、左曲泉、会陰に相当する足首上部のツボ）など。

多数のカラーがその時々でオープンになったが、ミトコンパルスを主穴にかけることで画期的に改善し、1年後には目のカラーはオープンしなくなり、眼科では黄斑変性は治っているといわれたという。

網膜関係の疾患のツボ

次に目の関係の疾患のツボを以下に挙げる。

- **網膜静脈周囲炎：**右幾中、右二間
- **網膜後面沈着物（ぶどう膜炎）：**右兪府、右極泉、腰兪
- **裂孔原性網膜剥離：**◎左耳門、左聴宮、左水泉、右温溜、左聴会、左顱息、左瘈脈
- **中心性漿液性網膜脈絡膜症：**◎関元、左雲門、左中府、右天府、右侠白、右内庭、左太谿、左復溜、左交信、右合陽、右瞳子髎、左湧泉、右四瀆、右陽谿、左肩井、右兪府、右幾中
- **網膜脈絡膜炎：**◎右瞳子髎、◎右清明、右梁丘、左衝門、腰兪、左曲泉
- **網膜下血腫：**◎腰兪、左足三里、左衝門
- **胞状網膜剥離：**左衝門、左曲泉、右伏兎、右丘墟、右瞳子髎、右晴明、左湧泉、会陰に相当する足首上部のツボ
- **網膜動脈分岐部閉塞：**右小海、右幾中、右行間、右丘墟、左陰谷、腰兪、左聴会

・**網膜動脈分岐閉塞症**：廉泉、右小海、腰兪、左衝門、左雲門、左中府
・**網膜色素変性症**：右大敦、右承山、右兪府、左雲門、左中府、左耳門、左聴会、左衝門、腰兪
・**網膜剥離B**：天突、廉泉、左湧泉、右丘墟、左衝門、左耳門、左聴宮、左聴会、左顱息、左瘈脈、会陰に相当する足首上部のツボ
・**網膜脈絡膜萎縮**：左耳門、左聴宮、左聴会、左顱息、左瘈脈、右兪府、左陰陵泉、左衝門、会陰に相当する足首上部のツボ
・**脈絡膜循環障害**：◎左湧泉、左衝門、右極泉、左足三里、左上巨虚、左条口、左耳門、左聴宮、左聴会、左顱息、左瘈脈、会陰に相当する足首上部のツボ
・**視神経網膜前駆細胞**：右伏兎、右丘墟、右瞳子髎、右晴明、左衝門、左曲泉、会陰に相当する足首上部のツボ
・**網膜静脈周囲炎**：唖門、右陽陵泉、会陰に相当する足首上部のツボ
・**網膜下血腫**：左雲門、左衝門、左聴会
・**網膜中心静脈閉塞症**：右大包
・**網膜浸出液（黄斑浮腫）**：左湧泉、左衝門、右極泉、左商丘、左三陰交

それ以外の目の疾患のツボ

- **角膜反射：**右幾中、左衝門、左陰陵泉
- **真菌性眼内炎（ぶどう膜炎）：**左少海、左曲沢、右四瀆、右神蔵、関元、左雲門、左中府
- **強度近視：**右極泉、左陰陵泉、左陰谷、右上廉、左衝門
- **ぶどう膜炎又は原田病、視神経線維束：**左手五里、左湧泉、左陰谷、天突、左肩髃、右極泉
- **角膜真菌症：**◎左陰陵泉、左衝門、左陰郄、右極泉、右行間、右兪府、右幾中、左顱息、左瘈脈、右四瀆、腰兪
- **細動脈硬化（眼）：**左湧泉、右二間、右極泉、会陰に相当する足首上部のツボ
- **細動脈硬化および網脈動脈分岐閉塞症：**廉泉、右小海、腰兪、左衝門、左雲門、左中府
- **アレルギー性結膜炎：**左衝門、右梁丘、右陰市
- **乾燥性角結膜炎：**右極泉、右血海、左耳門、左聴宮、左聴会
- **ドライアイ：**右極泉、左耳門、左顱息
- **老人性白内障：**◎左漏谷、左湧泉、左衝門、左聴宮、右極泉、右梁丘、右陰市、右瞳子髎、

右伏兎

・**若年性白内障**：左漏谷、左少海、右極泉、左耳門、関元、左衝門、左曲泉
・**白内障Aパターン**：◎右労宮、右極泉、右幾中、左湧泉、腰俞、左漏谷
・**白内障抗体**：白内障Aパターンと同一
・**細菌性結膜炎**：右僕参、右伏兎、左湧泉、左曲泉、左聴宮
・**視野狭窄**：啞門
・**角膜上皮障害**：左湧泉、左衝門、左陰谷、百会、右崑崙、右極泉、右霊墟
・**開散麻痺**：右然谷、左足三里、右俞府、左雲門、左中府、会陰に相当足首上部のツボ
・**糖尿病性動眼神経麻痺**：関元
・**原発性先天性緑内障（CYPIBI）**：◎右僕参、右伏兎、左耳門、右崑崙、左湧泉、会陰に相当する足首上部のツボ
・**羞明**：左瘈脈、紫宮、右陽谿
・**原田病**：左郄門
・**緑内障**：◎左地機、右承山、右足臨泣
・**疲れ目**：左太谿
・**斜視**：左肩髃

耳の疾患

年齢が高くなるにつれて難聴、耳鳴りを訴える人が増える。耳鼻科では「歳のせいです」といわれることも多いが、色彩診断をすると良性の聴神経腫瘍である場合が多い。その他、中耳炎などの細菌やウイルスが関係することも多い。感染症の場合、抗生物質を用いなくても、色彩治療で治るので、耐性菌をつくりにくいというメリットがある。

症例25　聴神経腫瘍の症例
年齢　62歳　男性
既往歴　特になし

2ヶ月前から難聴と耳鳴りが起こった。色彩診断では聴神経腫瘍（◎右隠白、右京骨、右公孫、右太衝、啞門、大椎、左中瀆、左風市、右天府、右俠白、左耳門、右丘墟、左太谿、左水泉、左肩井、左復溜、左蠡溝、左曲泉、、左交信、会陰に相当する足首上部のツボ）がオープンしたので、そのツボ全てにＮＭＮ・Ｕ2光総合、二種（神経痛誘発性空洞化骨壊死一式、中皮腫一式）を貼り、スナップボタンを貼った。今回は癌幹細胞一式はどのツボも反応しなかったので、三種ではなく二種とした。

主穴の右隠白には、ミトコンパルスを15分かけた。他にも神経痛誘発性空洞化骨壊死やNICOのツボである左衝門や左内膝眼、また、中皮腫のツボである右神蔵や関元などにもミトコンパルスをかけ、NMN・U2光総合、二種、スナップボタンを貼った。

すると、帰る頃になって耳が聞こえるようになり、耳鳴りも時々起こったが、1週間くらいして大きな音はなくなったという。

聴神経腫瘍は難聴、耳鳴りの患者で非常に多くみられる。この患者は症状が出てから2ヶ月で治療できたので、早く良くなったのだと考える。

症例26　突発性難聴の症例
年齢　67歳　女性
既往歴　なし

忙しい日が続いて無理をしていたところ、夕方に突然右耳が聞こえなくなった。以前から疲れると耳閉感や耳鳴りがあったが、気にしていなかった。

耳鼻科で診てもらったところ、突発性難聴で、安静とステロイドの内服を勧められた。

色彩診断でも突発性難聴（◎左曲泉、右大敦、左耳門、左聴宮、左聴会、左顱息、左瘈脈、督脈上のツボ全て、右丘墟、左湧泉、右陽陵泉、右光明、左衝門、右兪府、右極泉、廉泉、天突）がオープンしたので、これら全てのツボに光総合・U2光総合、三種（中皮腫一式、神経痛誘発性空洞化骨壊死一式、癌幹細胞一式）を貼り、スナップボタンも貼った。左曲泉だけは主穴なので、三種の代わりにミトコン16種を用いた。

主穴の曲泉には、ミトコンパルスを約1時間かけたところ、少し聞こえるようになってきた。ステロイドは服用しなかったが、安静を保った。

1週間後には普通に聞こえるようになったが、聴力検査では右耳の高音障害が残った。

上記以外の耳の疾患

- **耳鳴り：**左通里、右行間、右光明、右承山、右大敦、左交信、右足臨泣、左聴宮、左瘈脈、左完骨、左太谿、右二間
- **難聴A：**◎左聴宮、左衝門、右極泉、天突、廉泉
- **難聴B：**◎左顱息、廉泉、天突、右極泉、右大敦、右行間、左衝門、左耳門、左聴宮、左雲門、左中府
- **難聴C：**◎左湧泉、左聴宮、左耳門、右極泉、右陽陵泉、左経渠、腰兪、右丘墟、左足三里
- **難聴D：**右極泉、左衝門、右丘墟、右陽谿、右曲池、建里、左陰谷、百会、腰兪
- **中耳炎A：**◎右極泉、右行間、右大敦、左曲泉、左顱息、左瘈脈
- **急性化膿性中耳炎：**○左曲泉、左耳門、左雲門、左中府、左衝門、右公孫
- **耳管狭窄：**◎左耳門、右兪府、右幾中、右神蔵、右霊墟、右極泉、左聴宮、左聴会、左顱息、左瘈脈、左衝門
- **耳閉症：**◎右極泉、左湧泉、左内膝眼
- **耳小骨連鎖異常：**左曲泉、左衝門、左湧泉、右曲池、腰兪、会陰に相当する足首上部のツボ

・**耳の神経障害**：◎左耳門、〇関元、左合谷、左少海、右極泉、左衝門
・**コネキシン**：◎右神蔵、右梁丘、右曲池、百会
・**耳管開放症**：◎左内膝眼、左衝門、右公孫、左湧泉、右幾中、右兪府、左雲門、左中府
・**聴覚伝導路**：◎大椎、右伏兎、啞門、左衝門、左耳門
・**内耳神経**：右承泣
・**中耳の鼓室**：右四白

歯の疾患

最近は、歯周病が脳梗塞、脳出血、心筋梗塞と関係があるといわれており、歯の衛生状態を良くすることが求められている。毎日の手入れが重要である。歯周病菌が歯の根の方に巣食う細菌となり、神経痛誘発性空洞化骨壊死のもとになると考えられる。

症例27　歯肉から膿が出る症例

年齢　52歳　男性

既往歴　なし

1ヶ月前から左下の奥歯の歯肉から、膿が出るので歯科を受診したが、かぶせてあるものを取って治療してもらえないという。

色彩診断では、侵襲性歯周病（◎左衝門、左内膝眼、右地倉、左中瀆、左太谿、右温溜、左交信）、口腔内グラム陰性菌線毛（左耳門、左雲門、左中府、左湧泉、左衝門）、歯齦炎（左陰陵泉、左交信、左耳門、左太谿、右伏兎、左衝門、腰兪）がオープンした。

左衝門にミトコンパルスをかけ、その後NMN・U2光総合、ミトコン16種、スナップボタンを貼り、主穴以外にはミトコン16種の代わりに三種を貼った。さらに、膝を歯に見立て、治療すべき歯の場所をオーラで探った。オーラがクローズになる場所が、問題の歯の場所である。上顎の歯は膝の下の方、下顎の歯は膝の上の方に反応するので、注意が必要である。特定できたら、そこにNMN・U2光総合、ミトコン16種、スナップボタンを貼る。ボーンキャビテーションがオープンしたらこれも貼ると大変良く効く。

歯の場合、特に神経痛誘発性空洞化骨壊死が関係するので神経痛誘発性空洞化骨壊死やNICOのツボである左衝門や左内膝眼、ボーンキャビテーションのツボである左伏兎などを同様に処置する。また中皮腫のツボも処置すべきである。

このようにすると、歯科治療の補助にはなるが、歯科でかぶせ物をとって歯髄の中を清掃してもらわなくては、根本治療にはならない。この患者も膿の出る頻度は少なくなったというが、歯科治療を受けて完全に良くなった。

歯に関しては、佐藤正喜先生が教えてくださったところでは、歯全体のツボとして、右地倉、左陰陵泉、左交信、左中瀆が挙げられるという。

歯周病は左陰陵泉で、深いと左交信。

むし歯は主穴が左中瀆で、他に左陰陵泉、左湧泉、右極泉、右地倉がある。これらを処置すると、軽いむし歯なら治ってしまう。ミトコンパルスを左中瀆に長時間かけるとよい。

歯と関係するものとして、咬合障害（◎右陽谿、左膝関）も重要である。これも歯科で治療してもらうのがよいが、軽微なら舌の筋肉を鍛えたり、色彩治療で改善する。

泌尿器疾患

泌尿器疾患でよくみられるのは膀胱炎であろう。女性に多いが、男性にもみられる。再発をくり返し、治りにくい間質性膀胱炎も増えている。男性では前立腺肥大も多い。癌との鑑別が一大問題だが、色彩治療ではすぐに診断、治療できる。

その他、腎臓の病気は治りにくいので早期治療が必要である。

症例28　膀胱炎の症例

年齢　48歳　女性

既往歴　なし

膀胱炎を2年前から繰り返していた。泌尿器科へ行ってもすっきりと治らず、再発を繰り返すという。

色彩診断では、間質性膀胱炎（◎左内膝眼、腰兪、右崑崙、右温溜、右極泉、右大敦、右行間、右丘墟、左衝門、右兪府、左雲門、左耳門、会陰に相当する足首上部のツボ）

がオープンした。左内膝眼にミトコンパルスを15分かけた。神経痛誘発性空洞化骨壊死のツボである左衝門や、中皮腫のツボである右神蔵や関元にも5分ずつかけた。

間質性膀胱炎の全てのツボにNMN・U2光総合、三種（中皮腫一式、神経痛誘発性空洞化骨壊死一式、癌幹細胞一式）を貼り、その上にスナップボタンを貼った。神経痛誘発性空洞化骨壊死やNICO、中皮腫のツボも同様に貼った。

2週間ごとに治療し、2ヶ月で頻尿はなくなったが、再び2ヶ月後に間質性膀胱炎の探索棒がオープンし、頻尿も訴えたが、1ヶ月治療して完治した。

間質性膀胱炎は、細菌による膀胱炎と違ってカラー治療でも治りが悪い。


以下に膀胱炎関連の疾患のツボを示す。

- **濾胞性膀胱炎**：◎右極泉、右公孫、左湧泉、右崑崙、右承山、左耳門、左肩髃、左肩髎
- **膀胱炎**：◎右崑崙、◯右極泉、左太谿、左水泉、左雲門、左中府、右温溜、右兪府、右幾中、右神蔵、右霊墟
- **膀胱嚢腫**：◎右崑崙、左湧泉、右兪府、右極泉、左雲門、関元、左衝門、唖門、左耳門、

左聴宮、左聴会、左顱息、左瘈脈、会陰に相当する足首上部のツボ、百会、左肩髃、左肩髎

・無菌性膀胱炎：○右崑崙、左湧泉、左衝門、左耳門、腰俞、右極泉、左聴宮、左聴会、左顱息、左瘈脈

・神経因性膀胱炎：◎左築賓、左耳門、左手五里、左中封、左衝門、左陰谷

・排尿障害：○左衝門、腰俞、左湧泉、左曲泉、左内膝眼、左陰谷、左築賓

・逆流性尿道炎：◎左湧泉、左耳門、左雲門、左中府、左衝門、左曲泉、左中封、右曲池、右極泉

・軟斑性膀胱炎：◎左衝門、左曲泉、左湧泉、右四瀆

・逆流性膀胱炎：右光明、右行間、右天府、右侠白、右崑崙

症例29　尿路結石の症例

年齢　48歳　女性

既往歴　なし

左下背腹部の突然の痛みが早朝から起こり来院した。U2（尿管結石・膀胱結石）（左内膝眼、左曲泉、左陰陵泉、右環跳、唖門、右公孫）がオープンしたので、尿路結石と診断した。当時はミトコンパルスがなかったので、上記のツボにNMN・U2光総合を貼り、三種（中皮腫一式、神経痛誘発性空洞化骨壊死一式、癌幹細胞一式）を貼り、その上からスナップボタンを貼った。

痛みがひどいので、芍薬甘草湯エキスを服用してもらい、点滴を行った。250㎖の点滴が終わったところで、縄跳びをする感覚で飛び跳ねてもらった。すると、U2（尿管結石・膀胱結石）の探索棒で石が下っていくのがわかった。しばらくすると石が膀胱に落ちたらしく、痛みがなくなった。結石が尿管に有るうちは非常に痛みが強いので、膀胱に落とさなくてはならない。そこで、尿量を増やすために輸液をしたり、尿管の緊張を緩めるために芍薬甘草湯を服用してもらった。

結石が5㎜以上の大きさになると痛みがあるとのことで、小さいうちに出すためにウロカルンのような排石促進剤を用いることがある。1日2リットルの飲水、運動も必要である。食事も石ができやすくなるシュウ酸を多く含む、ほうれん草などをあまり食べないようにするとよい。結石も何度も繰り返すと腎機能障害を引き起こす。

そのほかの泌尿器科疾患のツボ

腎臓疾患のツボ

- **慢性腎盂炎：**◎右光明、左衝門、左郄門、左耳門
- **慢性腎不全：**◎左築賓、右兪府、左耳門、右極泉、右梁丘、左委中、左陰谷、左足臨泣
- **IgA腎症：**◎左衝門、腰兪、左湧泉、左水泉、左太谿、左交信、左復溜、左耳門
- **水腎症：**左上巨虚、左雲門、左中府、右兪府、右幾中、右神蔵、右霊墟、右承山、腰兪
- **膜性増殖性糸球体腎炎：**◎百会、右行間、右丘墟、右崑崙、左曲泉、左陰陵泉、左復溜、左交信、左衝門、右極泉、左雲門、右兪府、左湧泉、右僕参、右光明、右大敦、右太衝、左肩髃、左肩髎

前立腺肥大症のツボ

- **前立腺肥大：**◎左関使、右曲池、右公孫、左水泉、右兪府、右幾中、左耳門、左聴宮、

左聴会、腰兪、右陽陵泉、左委中

・**異型腺腫様過形成：**◎右承山、関元、左耳門、左孔最、左水泉、左湧泉、左足三里

婦人科疾患

婦人科疾患で多いのは筋腫である。右会宗を主穴とした治療が子宮筋腫（◎右会宗、右四瀆、左地五会、右足臨泣、左中都）に効く。

卵巣のう腫、生理痛には右支溝、卵巣水腫には左蠡溝と左陽交、子宮内膜症には右三陽絡がよい。生理不順、子宮内膜の肥厚には右外関がよい。

皮膚疾患

皮膚は発生学的に外胚葉に属し、精神的ストレスの影響を受けやすい。また、アレルギーが出やすい。

最近は食物アレルギーが問題になっているが、花粉症と関連して、ある種の野菜、果実が皮膚炎を起こすことがわかってきた。

症例30　帯状疱疹ヘルペスの症例

年齢　66歳　女性
既往歴　高血圧

5日前から左胸に発疹ができ、痛痒かった。肩こりもあり、痛痒さは次第にひどくなり、眠っていても目がさめる。来院時には左胸から背中にかけて発赤し、一部びらん状になっていた。それまで放置していたという。

色彩診断ではヘルペスZ(帯状疱疹ヘルペス)(◎右上廉)とヘルペス後遺症(◎右上廉、左築賓、左湧泉、左耳門、腰兪、左足三里、右天府、右俠白、右兪府、右幾中、右神蔵、右霊墟、左蠡溝、左中府、左曲泉、左上巨虚、右内庭、右行間、右光明、右陽陵泉、右僕参、右丘墟、左雲門、左肩井、左衝門、会陰に相当する足首上部のツボ、任脈、督脈およびそれに関連するツボ全て)がオープンした。

ヘルペスZがオープンしている場合は、ゾビラックスを2回ぐらい点滴すると、ヘルペスZの探索棒がクローズになって早く良くなるので、点滴をした。そして上記のツボにNMN・U2光総合と三種(中皮腫一式、神経痛誘発性空洞化骨壊死一式、癌幹細胞一式）を貼り、その上にスナップボタンを貼った。神経痛誘発性空洞化骨壊死という名称がついているのでわかるように、疼痛を起こすので、これのツボである左衝門と左内膝眼にも同様にカラーを貼った。また中皮腫のツボである右神蔵と関元にも同様に貼った。ヘルペスZのツボである右上廉には、ミトコンパルスをかけた。

以上の処置を行っても局所はクローズするので、局所にクローズする探索棒を探したところ、ヘルペス後遺症と豚インフルエンザが反応したので、これを局所の反応するところ全てに貼った。

ひと月経つと痛みはかなり軽減したが、まだ時々痛むというので、NMNよりも強くオープンしたヘルペス後遺症をヘルペス後遺症のツボにNMN・U2光総合に入れて貼った。ヘルペスZは消失していた。

局所にはヘルペス後遺症、コラーゲン腫瘍溶解、総合抗活性酸素がクローズしたので、これらにNMN・U2光総合を加えて貼り、三種が必要なところには三種を貼り、さらにクローズするところにはスナップボタンを貼った。自宅にいる間にはがれたところには、予備のカラーを貼るようにした。2ヶ月後にはすっかり痛みが取れた。

帯状疱疹は痛みがなかなか取れず、厄介な疾患である。急性期に早く治療しないと一生痛みが取れないこともある。西洋薬の抗ヘルペス剤はごく初期に点滴で用いると有効だが、その後ヘルペスＺが消失すれば必要ない。というのは、初期にはヘルペスＺ（帯状疱疹ヘルペス）やヘルペスＳ１、ヘルペスＳ２などが反応するが、抗ヘルペス剤を用いると、２回位の点滴でヘルペスＺは消失する。

その後はヘルペスＳ１やヘルペスＳ２、スピロヘータなどが反応するが、これらは色彩治療だけで対応が可能である。痛みを取り除くには局所治療が必須だが、考えられる限りの疑わしい探索棒を局所にかざして、クローズするものは全て貼るとよい。治療に長期間かかって数ヶ月以上経過した症例も、ヘルペス後遺症を中心に上記のように治療すれば、かなり良くなる。

症例31　アトピー性皮膚炎の症例

年齢　10歳　女児

既往歴　なし

幼児期から皮膚炎を起こしやすかったが、２、３ヶ月前から肘の内側やひざ裏などを中心に痒みを訴えて掻きむしり、発赤する。

色彩診断ではクラミジアTがNMNよりも強くオープンしたので、これを皮膚のツボである左太谿、右内庭、左陰陵泉、右太衝、右大敦にNMN・U2光総合と共に貼り、その上に三種とスナップボタンを貼った。同時に歯の菌のツボである、左内膝眼と左衝門にも同様の処置をした。

その上で甘いものや油ものを摂取しないように指導し、西洋薬の非ステロイド系外用薬をかゆみ止めに処方した。

2週間後にはかゆみが治まり、皮膚の発赤やただれもなくなってきた。

アトピー性皮膚炎は掻くことによって、手指の細菌が皮膚に入り込み、びらん状になったり、かゆみがひどくなったりする。歯の菌を退治することと、全ての細菌などを調べてNMNよりも強くオープンするものは、全てのツボに貼らなくてはならない。さらに、ひどい場合は皮膚疾患に対するパターン化したカラーも貼る。

皮膚疾患のツボ

- **皮膚疾患Aパターン：**啞門、大椎、左耳門、左湧泉、左衝門、右温溜、左顱息、左瘈脈、右極泉
- **皮膚疾患DパターンおよびHパターン：**右温溜、右上廉、左湧泉、左衝門、右崑崙、右兪府、右幾中、右神蔵、右霊墟、天突、廉泉、左肩井、右極泉、腰兪、関元、左足三里、左耳門
- **皮膚疾患Eパターン：**左陰陵泉、会陰に相当する足首上部のツボ
- **皮膚疾患Fパターン：**左湧泉、右血海、左耳門、左聴宮、左曲泉、右兪府、右幾中、右神蔵、右霊墟
- **皮膚疾患Kパターン：**左耳門、左聴宮、左聴会、左曲泉、左湧泉、右血海、右兪府、右幾中、右神蔵、右霊墟
- **皮膚疾患Jパターン：**左湧泉、左曲泉、左衝門、右兪府、右幾中、左雲門、左中府、右極泉、腰兪
- **蜂窩織炎：**左交信、左復溜、左太谿

・**褥瘡**：右陰市、左衝門、右極泉
・**切り傷**：◎右血海、会陰に相当する足首上部のツボ
・**過酸化水素**：左条口、右梁丘
・**ひび割れ**：左上巨虚、右二間、左耳門
・**U2皮膚**：大椎
・**爪白癬**：○右極泉、左耳門、左聴会、右四瀆、関元、左衝門、左足三里、右崑崙
・**カルシトニン**：左曲泉、右伏兎、右梁丘、右瞳子髎、右陰市
・**尋常性乾癬**：右行間
・**FGP-2**：血管新生瘡傷治癒：◎左合谷、右行間、右上廉、右大敦、左関使、右二間、右陽陵泉、左湧泉、左雲門、左中府
・**とびひ**：左交信、左湧泉
・**うおのめ**：○左陰谷、右温溜、右神蔵、左太谿
・**リベド**：左曲泉、左聴会、右太衝、右内庭、左委中、左陰谷
・**異常発汗**：右然谷、左少海、左完骨
・**ロイコトリエン**：◎膻中、右兪府、左雲門、左中府、左肩井、左曲泉、左陰陵泉、右丘墟、左衝門、関元

- **いぼウイルス**：右上廉、右兪府
- **ガングリオン**：左顱息、左環跳、右伏兎、左耳門
- **ポリエチレングリコール**：左衝門、右兪府
- **アルブチン**：左湧泉、左耳門
- **乾癬**：左商丘
- **レックリングハウゼン**：右極泉
- **静脈瘤**：右小海
- **しもやけ**：左中封
- **手掌のうほう症**：左消濼、右陽陵泉
- **しみ・しわ**：左曲泉、左太谿

傷に関しては、切り傷および消毒のための過酸化水素のツボにカラーを貼ると、化膿しないし早く治る。興味深いことに、胃潰瘍のような内臓疾患の傷にも効く。

また、顔に、分類できないような異常な発疹が数年来出来ていて治らないものも、皮膚疾患のカラー、とくにしみ、イボ、アルブチンといった美容に関するカラーを貼って、すっかり良くなった例もある。

第11章

膝や腰、足などの痛みの治療

身体に感じる痛みにも色彩治療は効果的である。この章では様々な痛みの治療について説明する。

膝の痛み

症例32　膝の突然の痛み
年齢　76歳　女性
既往歴　　胃潰瘍で手術の既往があり、帯状疱疹ヘルペスに6ヶ月前にかかり、痛みは消失している初めての左膝の痛みを感じたのは、介護で忙しかった時である。特に膝に負担をかけたわけではないとのことであった。

色彩診断では、以下の探索棒がオープンした。生物製剤のアクテムラ（◎関元、左雲門、左中府、左内膝眼、左耳門、右兪府、右丘墟、右梁丘、右小海、右太衝、左陰谷、左委中、左委陽、右合陽、右承筋、右承山、左復溜、左交信、左太谿、左水泉、左中封、左築賓、左湧泉、任脈と督脈およびその関連のツボ全て、左聴宮、左聴会、左顱息、左瘈脈）、ACL+LCL（◎左顱息、左曲泉、左湧泉）、膝関節特発性壊死（◎右極泉、左陰谷、左耳門、右内庭、右環跳、左湧泉、左衝門、右天府、右俠白）、前十字靭帯（◎左衝門、左曲泉）、緊張性筋炎症候群（◎左雲門、左衝門、左曲泉）、クレチン性股関節症（◎左湧泉、啞門）、骨折・ひび（◎左霊道、右行間、左築賓、右丘墟、右伏兎）。

上記のツボ全てにNMN・U2光総合、三種、スナップボタンを貼り、さらに主穴にはミトコンパルスを10分ずつかけた。また、神経痛誘発性空洞化骨壊死のツボである左衝門と左内膝眼、中皮腫のツボである右神蔵と関元にもミトコンパルスをかけた。

さらに、局所治療として膝に、オーラでクローズになる部位にNMN・U2光総合、三種、スナップボタンを貼った。

1週間毎にミトコンパルスをかけるために来院していただいた。

1ヶ月後にはまだ痛みがあり、調べると脊椎カリエス（◎左関使、大椎、左雲門、左中府、左衝門、右曲池、会陰に相当する足首上部のツボ）、骨折・ひび（上記の通り）、内外半月板（◎右梁丘、左郄門、腰兪、右陽陵泉、会陰に相当する足首上部のツボ）、ヘルペス後遺症がクローズした。それぞれ主穴にミトコンパルスをかけ、全てのツボにNMN・U2光総合、三種、スナップボタンを貼った。神経痛誘発性空洞化骨壊死一式、中皮腫一式のツボも同様に処置した。

その後は膝の痛みも軽減し、階段も昇降できるようになった。


この症例は6ヶ月前に帯状疱疹にかかった影響もあると思う。ヘルペス後遺症の治療を行ってから症状が改善した。このように、ヘルペス後遺症は痛みがなくなった後にまで悪影響がある。

神経痛誘発性空洞化骨壊死およびNICOは、痛みを増長するので、痛みを訴える患者には必ず治療しなければならない。中皮腫一式も同様である。

炎症が強い場合、IL-6、IL-5、アクテムラ、インフリキシマブ、アダリブマブ、ナタリブマブ、TNF-α、IL-βといった炎症性サイトカインがオープンすることが多いので、その治療も必要である。炎症性サイトカインが常にオープンする人の中には、原因はわからないものの、経験的に小麦の摂取が原因のこともあるので、小麦の摂取を止めることも選択肢の一つである。

色彩治療では、この症例のように比較的早く治ることが多いが、それは膝痛の原因を調べられることにある。その原因に対して主穴にミトコンパルスをかけ、ツボにＮＭＮ・Ｕ２光総合、三種を貼り、さらにそれが劣化しないようにスナップボタンを貼って長持ちさせるからである。

西洋医学ではＸ線やＭＲＩでの画像診断に基づいて治療するわけであるが、それではこの症例のような小さな骨折・ひびは見逃すことが多いと思う。膝や肩、腰の痛みの患者では骨折・ひび、脊椎カリエスがオープンする場合が非常に多い。本格的な骨折まではいかなくても、骨がもろくなって壊れるのも骨折・ひびの探索棒でオープンするからではないかと思う。骨折・ひびの探索棒は、長い骨が二つに折れたような時にもオープンになるが、骨が細菌感染のために壊れてグジャグジャになったような時にも反応してオープンになるのだと思う。だから、脊椎カリエスと一緒にオープンになることが多いのであろう。脊椎カリエスは必ずしも脊椎だけではない。骨なので痛みはひどくなる。原因菌としては結核菌のこともあるが、多くは歯槽骨に巣食う細菌である神経痛誘発性空洞化骨壊死やＮＩＣＯだと思う。

膝関節痛で骨折・ひびがオープンになるような場合は、骨折・ひびの主穴である左霊道に相当長時間ミトコンパルスをかけなくてはならないことが多い。合計8時間以上ミトコンパルスをかけて、大分改善した症例もあるが、完治させるには膝に異常な負担がかかっていないか、歩行に問題があるのではないか、股関節は悪くないのかなど、様々な観点からチェックする必要がある。カルシウムの多い食事や、屋外歩行も必要である。

治療直後に痛みが残る場合、膝に直接、ＮＭＮ、Ｕ２光総合、三種、スナップボタンを貼るとよい。

膝痛に関するツボ（他の部位の痛みにも反応することがある）

- **ACL・LCL：**◎左顱息、左曲泉、左湧泉
- **腱結合部：**◎左商丘、左曲泉、左耳門
- **腱板小断裂：**○右極泉、左水泉、右僕参、左衝門、左耳門、右兪府、右幾中、右神蔵、右

霊墟、左委陽、右小海、左曲泉、右行間、左湧泉

・腱板炎：◎右小海、○左雲門、左中府、右然谷、右兪府、腰兪、左曲泉、左条口、左内膝眼、左湧泉、左耳門

・半月板損傷：◎右三間、○右伏兎、左瘈脈、左顱息、右足臨泣、右瞳子髎

・半月板断裂：○左湧泉、左曲泉、左水泉、左太谿、左衝門、左耳門、左聴会、左顱息、左瘈脈

・内外半月板：○左耳門、右三間、左顱息

・膝蓋骨関節炎：◎右上廉、右梁丘、右光明、右丘墟、右神蔵

・半腱様筋：◎右神蔵、右曲池、左湧泉、右極泉、左雲門、左中府、左太谿、右内庭、左曲泉

・線維細胞性半月板：◎左衝門、左曲泉、左中封、右兪府、右伏兎、右合陽、左雲門、右瞳子髎、右陰市、右足臨泣、左湧泉、左内膝眼、右然谷、右丘墟、右太衝、右大敦、会陰に相当する足首上部のツボ、右兪府、右幾中、右神蔵、右霊墟

・膝関節特発性骨壊死：◎右極泉、左衝門、左湧泉、右環跳、右内庭、左陰谷、左耳門、左湧泉、右天府、右侠白

・大腿骨頭壊死：◎会陰に相当する足首上部のツボ、左蠡溝、右陽谿、左条口、左陰谷、右極泉、右兪府、左衝門、左中瀆、右梁丘

・**大腿軟骨**：◎右丘墟、○左衝門、右兪府、左曲泉、左耳門
・**膝蓋骨関節炎**：○右上廉、右梁丘、右光明、右丘墟、右幾中、左上巨虚、左湧泉
・**コラーゲン　ゲル**：◎右伏兎、右極泉、左蠡溝
・**結核性膝関節炎**：◎左湧泉、右極泉、右兪府、右温溜、左衝門、左顱息、左聴会
・**斜膝窩靭帯**：◎左湧泉、左陰谷、右上廉、腰兪、右丘墟、左内膝眼
・**膝横靭帯**：◎腰兪、左衝門、左曲泉、左陰谷
・**内側側副靭帯**：◎左顱息、左瘈脈、左衝門、左耳門、左曲泉
・**腱鞘巨細胞腫**：◎右天府、右侠白、左曲泉、左衝門、右極泉、左耳門、右幾中
・**膝蓋靭帯**：左曲泉、左衝門、左陰陵泉
・**関節水腫**：◎右上廉、左太谿
・**半腱様筋**：◎右内庭、○右神蔵、左曲泉、右曲池、左湧泉、右極泉、左雲門、左中府、左太谿
・**GDF5**：◎左陰谷、右梁丘、左内膝眼、左湧泉、左雲門、関元、建里、左曲泉、右兪府、右幾中、右神蔵、右霊墟
・**脛骨靭帯**：◎左曲泉、左衝門
・**膝蓋軟骨軟化症**：◎唖門、左曲泉
・**靭帯骨棘形成**：◎左衝門、左合谷、左湧泉、左内膝眼、左耳門

・**深膝蓋下滑液包**：◎左陽関、〇廉泉、左陰陵泉、左衝門、会陰に相当する足首上部のツボ
・**前十字靭帯**：◎左衝門、左曲泉
・**偽痛風**：◎右筋縮、会陰に相当する足首上部のツボ、右丘墟
・**尺側側副靭帯**：◎左陰谷、左少海、右極泉、左衝門、左肩井、右行間、右大敦、左曲泉、会陰に相当する足首上部のツボ
・**反応的関節炎**：◎右大敦、左耳門、左聴宮、左聴会、左顱息、左瘈脈、左衝門、右行間、右瞳子髎
・**石灰化融解**：◎左衝門、左耳門、左顱息、左瘈脈、右極泉、左復溜

腰痛

腰痛の原因としては、筋肉の問題、脊柱管内の神経の圧迫、軟骨が脊柱からはみ出て神経を圧迫するヘルニア、など様々あるが、普段からよく歩行し、ストレッチをして筋肉を柔らかくして血行を良くしておくと大分予防できる。

症例33　長時間立っていられない腰痛の症例

年齢　77歳　女性

既往歴　腰椎のヘルニアおよび圧迫骨折

10年以上前から、長く立っていると腰に痛みが来て、力が入らなくなるという。

色彩診断では、更年期障害（◎関元、右極泉、左雲門、左中府、左衝門、左太谿、左湧泉、左耳門、右丘墟、右太衝、右行間、左中封、左曲泉、右僕参、右崑崙、会陰に相当する足首上部のツボ）、アクテムラ（◎関元、左湧泉、左復溜、左交信、左築賓、左中封、左太谿、左水泉、左陰谷、左委中、左委陽、右太衝、右小海、右梁丘、右丘墟、右兪府、左内膝眼、左耳門、左雲門、左中府）、白豆杉（◎右行間、廉泉、天突、右光明、右太衝、左湧泉、腰兪、左衝門、右極泉、右兪府、右幾中、右神蔵、右霊墟、左耳門）、の3本がオープンし、しかもNMNよりも強くオープンしたので、これらをNMN・U2光総合の中に加え、全てのツボに貼った。そうしないと、これらの探索棒（更年期障害、アクテムラ、白豆杉）のツボでは、三種やスナップボタンを貼ってもクローズしてしまう。

その他、椎間板ヘルニア（◎左聴会、〇右二間、右行間、左少海、右伏兎、左衝門、腰兪、右極泉）、脊椎の血管障害（◎右公孫、左曲泉、右然谷、左衝門、左太谿、右兪府）や仙腸関節溶解（◎右幾中、左耳門、左衝門）がNMNよりも強くオープンしたので、これらも全てのツボに入れることにした。その他、インフリキシマブやナタリズマブ、TNFもオープンした。これら全ての主穴にミトコンパルスをかけ、全てのツボにNMNおよびそれに付け加えたもの、三種、スナップボタンを貼った。

それでも腰痛を訴え、長く立っていられないというので、週に1回来院してもらい、主穴にミトコンパルスをかけるようにした。腰には督脈上でオーラがクローズするところにNMN・U2光総合、三種、スナップボタンを貼った。

受診後1ヶ月の時点で骨折・ひびがオープンしたので、その主穴である左霊道を中心にミトコンパルスをかけたところ、4回くらいかけた後に、腰が軽くなり、長く立っていられるようになったという。

この患者も、はじめに仙腸関節溶解といった探索棒がオープンしていたが、後に骨折・ひびがオープンし、結局は骨が脆くなっているために痛みがあったのだと思う。10年も前から痛みが取れないことは、こういった骨が脆くなった患者ではよく見られる。骨は簡単には修復することはできないので、ミトコンパルスを中心とした治療を根気よく続ける必要がある。

症例34　起床時の腰痛を訴える症例
年齢　80歳　男性
既往歴　糖尿病

起床時の腰痛を訴えて来院した。色彩診断では、頸部脊柱管狭窄（◎右二間、左関使）、仙骨神経ブロック（◎左衝門、左湧泉）がオープンしたが、NMNの方がより強くオープンした。

主穴である二間、衝門にミトコンパルスをそれぞれ10分ずつかけ、その他の全てのツボにNMN・U2光総合、三種、スナップボタンを貼った。家ではミトコン16種の入ったエンピツでツボをタッチしていただいた。

1ヶ月後には腰は多少痛み、30分しか歩けないという。色彩診断では、腸脛靭帯（◎左曲泉、左衝門、腰兪、左陰陵泉）、大腿二頭筋症候群（◎右伏兎、左衝門）の探索棒がオープンした。さらに1ヶ月後には、腰椎すべり症（◎右崑崙、左神門）がオープンしたので、同様に治療を行った。

さらに2ヶ月後には、ペルテス病（◎右極泉、右内庭、右環跳、左湧泉、左耳門、左衝門）、仙腸関節溶解、脊髄血管障害、頸部脊柱管狭窄がオープンしたので、同様に治療を行なった。

その後、変形性脊柱管狭窄（◎左関使、右伏兎、腰兪）などがオープンしたが、3ヶ月後には症状が改善した。

この症例は高齢でもあり、糖尿病の既往歴があって血行障害があるためか、治癒するのに時間がかかった。

腰痛に関連するツボ

- **腰椎分離症：**◎左陰谷、右光明、右崑崙、左条口
- **梨状筋症候群：**◎右伏兎、左衝門、左肩井、大椎、左肩髃、左陰谷

- **延髄硬膜外腫瘍：**左雲門、左中府、右伏兎、左復溜、右二間、左商丘、左耳門
- **頸部椎間板症候群：**◎左中封、右丘墟、左湧泉、右天府、右俠白
- **脊髄伝導路の再生：**◎右極泉、左耳門、左肩井
- **腰部脊柱管狭窄：**◎右兪府、左関使、腰兪
- **腸腰靭帯：**◎左衝門、左曲泉、左耳門、腰兪
- **大腰筋症候群：**◎腰兪、〇左衝門、左曲泉、右行間、左陰谷、左水泉、右極泉、左上巨虚、左商丘、右幾中
- **脊柱管靭帯硬化：**◎左湧泉、右丘墟
- **坐骨神経抗リーリン抗体：**◎右環跳、右温溜、左耳門、腰兪、左衝門会陰に相当する足首上部のツボ
- **下肢外側痛：**◎左蠡溝、腰兪
- **腰部脊柱管外側狭窄：**◎左手五里、右丘墟、左関使、右梁丘

足の痛み

足首から下の痛みには様々な筋肉が関係している。最近多くみられる疾患は、足底筋膜炎

である。痛みのために歩行できなくなると、健康に大きな影響を及ぼす。

症例35　足底筋膜炎のため歩行困難になった症例

年齢　70歳　男性

既往歴　なし

ひと月前から左足底が腫れ、朝ベッドから降りた時が痛みがひどい。整形外科を受診し、足底にクッション剤を入れてもらったが、30分歩くと1時間休むようになった。整形外科での検査では、左足の足底の組織が崩れており、治せないといわれた。診断は足底筋膜炎で、原因はO脚と外反母趾を放置したためと言われた。

色彩診断でも足底筋膜炎（◎右極泉、◯左郄門、右上廉、左曲泉、右霊墟、右伏兎、左衝門、左条口、左内膝眼、右天府、左中府、左陰陵泉、大椎、腰兪、左湧泉）がオープンした。そこで極泉にミトコンパルスを30分かけ、上記全てのツボにNMN・U2光総合、三種、スナップボタンを貼った。痛みには神経痛誘発性空洞化骨壊死やNICOが強く関係するので、そのツボである、左衝門や左内膝眼にも同様の処置をし、ミトコンパルスもかけた。また、ボーンキャビテーションのツボは、歯の細菌のために歯槽骨がボロボロになるのを治療するツボなので、右伏兎にも同様の処置をした。

中皮腫も関与が疑われるので、左衝門、関元、右神蔵なども同様に治療した。

O脚に対しては、靴の装具を専門に作製していただけるところに行っていただいた。

3ヶ月以上治療を続けたところ、足が朝かかとをつけられない、ということはなくなり、靴の装具をつければ長時間歩行できるようになった。

足に関する疾患のツボ

- **足首の捻挫：**右丘墟
- **痛風：**左湧泉
- **踵骨骨端軟化症：**◎右幾中、左衝門、左上巨虚、右極泉、右天府、右侠白
- **アキレス腱滑液包炎：**◎左湧泉、左衝門、右環跳、唖門
- **足根管症候群：**右行間、右神蔵

・アキレス周囲炎：◎左曲泉、○右承山、右幾中、右行間、左顱息、左瘈脈、左聴会
・アキレス腱石灰沈着：◎左耳門、左陰陵泉
・アキレス腱疼痛：◎左衝門、左曲池、右天府、右俠白、左耳門、右兪府、右幾中、右陽交、右極泉、左肩井、左雲門、左水泉、右承山

股関節の病気

股関節は先天的、後天的に悪くなる場合があるが、ひどくなると歩行できなくなる。股関節をよく動かしたほうがよいが、無理なく股関節の体操をすることがすすめられる。

症例36　転倒しやすいので調べたところ変形性股関節症だった症例
年齢　65歳　女性
既往歴　なし

元来健康でスポーツをよくしていたが、年に数回転倒するようになり、時々、右腰部

が軽く痛む。

色彩診断では、変形性股関節症（◎左衝門、○右環跳、右陽陵泉、左耳門、左肩髃）がオープンしたので、主穴にミトコンパルスをかけ、上記のツボ全てにNMN・U2光総合、三種、スナップボタンを貼った。変形性股関節症の探索棒は、NMNの探索棒を持たせてパワーテストを行うとクローズするので、変形性股関節症は軽いことがわかる。治療して2週間もすると、全てのツボでスナップボタンは不要になり、2ヶ月でNMN・U2光総合のみで十分であった。

その後疼痛もほとんど起こらず、転倒することもなくなった。

もっと重症な症例では、痛みが相当強く出るようである。

股関節の疾患のツボ

- **・ペルテス病：**◎右極泉、左耳門、左衝門、左湧泉、右内庭、右環跳
- **・先天性股関節脱臼：**◎左湧泉、右環跳、右極泉、左衝門
- **・クレチン性股関節炎：**◎左湧泉、唖門

・アミロイド股関節症：◎左肩髎、右梁丘、左衝門、右丘墟、左陰谷

肩、首、上腕の痛み

肩、首、腕の痛みには様々な骨や筋肉が関係していて治りにくい。意外に多いのは首の骨が脆くなって神経を傷害している場合である。

症例37　左肩、腕の痛みのある症例
年齢　50歳　女性
既往歴　なし

1年以上前から左肩が痛み、徐々にひどくなって腕、肘、手首まで及んでいる。他院でレントゲンやMRIの検査を受けたが、特に異常はみられないといわれた。

色彩診断では、脊椎カリエス（◎左関使、大椎、左雲門、左中府、左衝門、右曲池、会陰に相当する足首上部のツボ）、多発性硬化症（◎左湧泉、右承筋、左曲泉、右青霊、左

手五里、右瞳子髎、左蠡溝、左上巨虚、左耳門、左委陽、右二間、腰兪、左聴宮、大椎、左衝門、右光明、右極泉、右天府、右俠白、左陰谷、左中瀆、廉泉、右労宮）がＮＭＮよりも強くオープンしたので、これらのカラーをＮＭＮ・Ｕ２光総合に加えて全てのツボに貼った。

他に脊髄の血管障害、脊髄硬膜外腫瘍、関節上腕靭帯（◎腰兪、右行間、左衝門、右上廉、右環跳）が反応した。

これらの主穴と左衝門、関元、右神蔵、左内膝眼といった、ＮＩＣＯや神経痛誘発性空洞化骨壊死、中皮腫の主穴にミトコンパルスをかけた。また、主穴とそれ以外のツボの全てにＮＭＮ・Ｕ２光総合、脊椎カリエス、多発性硬化症を入れたカラーを貼り、その上に三種を貼り、スナップボタンを貼った。

３週間後に痛みは少し良くなったという。この時は骨折・ひびがＮＭＮよりも強くオープンしていた。骨折・ひびの探索棒で調べると、首の後ろに強く反応していたので、首の骨が障害されているのがわかる。この程度の骨折・ひびでは、レントゲン検査では出ないことが多い。

骨折・ひびの主穴は左霊道なので、ここにもミトコンパルスをかけてもらったが、30

分や1時間では骨折は治らないので、何回か来院していただいた。

このようにして3ヶ月ほど経つと、肩が回るようになった。

症例38　癌が原因だった肩こり・頭痛の症例
年齢　52歳　男性
既往歴　なし

1年前に背中が痛くなり、食欲もなくなり、頭痛もひどくなった。MRIの検査で、いわゆるスマホ首といわれた。

主に右側の頭痛で、右腕までしびれている。

色彩診断では、炎症性サイトカインであるIL-6（◎関元、右丘墟、左雲門、左委中、左委陽、左中府、右太衝、左耳門、左聴宮、左聴会、左顱息、左瘈脈、左内膝眼、右兪府、左築賓、左復溜、左交信、左太谿、左水泉、右梁丘、左陰谷、左湧泉、督脈および任脈のツボとその関連のツボ）、骨折・ひび（◎左霊道、右行間、左築賓、右丘墟、右伏兎）、脊椎カリエス（◎左関使、大椎、左雲門、左中府、左衝門、右曲池、会陰に相当する足首上部のツボ）、結核性膝関節炎（◎左湧泉、左衝門、右温溜、右兪府、右極泉、左顱息、左聴会）、非定型性抗酸菌感染（◎左耳門、右温溜、右幾中、左手五里、左陰陵泉）がＮＭＮよりも強くオープンしたので、これらのカラーをＮＭＮ・Ｕ２光総合に加えて、全身のツボに貼った。

また、この患者では癌の探索棒がオープンした。右脳と下腹部に癌探索棒がクローズする部位があったので、首やあごの部分に相当する任脈、督脈上のツボ、すなわち唖門、大椎、廉泉、天突やその前後でｉＰＳ癌①の探索棒がクローズする部位にはＮＭＮ・Ｕ２光総合、他、前記のＮＭＮより強くオープンするカラーを入れたものを貼った。その上に三種を貼り、スナップボタンを貼った。その他の任脈、督脈上の癌のツボ、およびその関連のツボにも同様に貼った。

骨折・ひびの探索棒でみると、首の周囲や右肩、右腕に強くクローズする。したがって、腕や肩、頭の痛みには右脳の癌と首の骨の骨折によるものだと考えられる。

癌の主穴は左湧泉なので、ここと骨折のツボである左霊道にミトコンパルスを重点的にかけたところ、痛みは2ヶ月後にはだいぶラクになったという。

骨折・ひびの場合、完治するにはミトコンパルスを長時間かけなくてはならない。左湧泉と共に根気よくかけてもらい、完治した。

肩、首の痛みに関連するツボ

- **胸郭出口症候群：**◎左湧泉、左曲泉、右曲池、左顱息、左瘈脈、左耳門
- **肩関節周囲炎：**◎左湧泉、左曲泉、左耳門、左聴会、右丘墟、右曲池、左衝門、左欠盆
- **頭頸部筋肉靭帯障害：**◎右行間、左耳門、腰俞、右陽谿
- **上腕神経叢：**啞門、右大包
- **上腕二頭長頭腱：**◎腰俞、左耳門、左尺沢

肘の痛み

肘の痛みは、肘を長期にわたって使用し続けたために起こるものが多い。また、手指の異常も関係することがある。

症例39　肘の痛みを訴える症例
年齢　55歳　男性
既往歴　なし

テニスを数十年続けたところ、2〜3ヶ月前から肘の痛みを訴える。

色彩診断では、肘関節外側上顆炎（◎左湧泉、右二間、右三間、左衝門）、肘部管症候群（◎左水泉、右公孫）、靭帯骨棘形成（◎左衝門、左内膝眼、左耳門、左湧泉、左合谷）、肘関節脱臼（◎右公孫、左衝門）などがオープンしたので治療したが、手術を勧められて手術を受けた。手術後、肘から手にかけての浮腫が取れず、筋力が低下して改善するのに半年以上かかった。浮腫がひどいので、浮腫のツボである左三陰交と左商丘に

NMN・U2光総合、三種、スナップボタンを貼ったところ軽快した。この三陰交と商丘は便利なツボで、身体のどこでも浮腫があるところを改善する。例えば脳浮腫にも使えるし、気管支喘息のような場合も良い。

肘の疾患のツボ

- **肘頭滑液包炎**：◎右天府、右侠白、左衝門、左曲泉
- **腱鞘巨細胞腫**：◎右侠白、右天府、右伏兎、左衝門、左曲泉、右極泉
- **関節上腕靭帯**：◎右上廉、左衝門、左環跳
- **肘関節脱臼**：右公孫、右行間、右京骨、左衝門
- **上腕二頭筋の尺側**：右然谷
- **上腕二頭筋の橈側**：左中封

手の疾患のツボ

・手根中指関節：右京骨
・手指第一関節、ヘバーデン結節：左交信
・手指第二関節：リウマチ：右然谷、左交信
・手首橈側：右手三里
・手首尺側：右四瀆
・弾発指：◎右会宗、右温溜、右偏歴、左衝門、左中府、右幾中
・手根管症候群：◎左交信、右少海、右二間、腰兪
・手指関節炎：右然谷、左交信、左曲泉、大椎、唖門、腰兪、左湧泉、左衝門、右養老、左聴宮

手指の異常が、肘や肩の痛みに関係することもある。

第12章

精神疾患

うつ病や統合失調症など

精神疾患とは、気分の落ち込みや幻覚、妄想など心身に様々な影響が出る疾患のことをいう。うつ病や躁うつ病、統合失調症がよく知られている。

症例40　統合失調症の症例

年齢　45歳　女性

既往歴　なし

難治性の統合失調症と10年前に診断され、2〜3ヶ月ごとに入退院を繰り返していたが、抗精神薬の量が決まってから退院できた。症状も改善したが、不安感が強い。薬はクロザリルを4錠／日処方されている。

色彩診断では、統合失調Ａパターン（◎右陰市、◯左耳門、右僕参、会陰に相当する足首上部のツボ、右梁丘、右然谷、右公孫）、自閉症（◎左水泉、左顱息、百会、右太衝、右行間、督脈、任脈上のツボ）、解離性同一障害Ａパターン（◎左雲門、右中府、左清冷淵、大椎、膻中、右丘墟、腰兪、左耳門、関元、左衝門、右僕参、左湧泉、右行間、啞門、右承筋）、セロトニン（◎左陰谷、左築賓、右幾中、左聴会）がオープンしたので治療した。

１ヶ月後には統合失調Ａパターン、解離性同一障害、自閉症がオープンしたが、新たに交感神経（◎左少海、左陰陵泉、右極泉、右伏兎、左衝門、左水泉、右環跳）が反応するようになった。本人は精神的に安定し、不眠も改善したが、自律神経が失調すると不安感が起こり、パニックに陥って救急車を呼んだりするという。

統合失調は4ヶ月貼ったのち、オープンしなくなった。代わりに自律神経系のカラーがオープンになった。交感神経、副交感神経（◎右外関、左雲門、左陰谷、左衝門）、超交感神経（交感神経と同じ）がオープンするようになった。これが5ヶ月続いたが、次第にオープンしなくなり、不安感から救急車を呼ぶようなこともなくなった。

当院にかかってから1年半で統合失調症を診てもらっている精神科で、クロザリルを5T→4T、1ヶ月後に3・5Tに減った。

このように重い精神病も、色彩治療で改善することがわかった症例である。

その他の精神疾患関連のツボ

・**全般性不安障害：**◎右承山、右天府、右侠白、廉泉、天突、関元、右極泉、腰兪、左衝門、右大敦、右行間、右光明、右陽陵泉、右丘墟、右梁丘、右陰市、右伏兎、会陰に相当する足首上部のツボ

・**社会不安障害：**全般性不安障害と同じ

・**サイバルタ：気力低下、うつ：**◎左陰陵泉、右陰市、左雲門、右合陽、右兪府、右幾中、右神蔵、右霊墟
・**抗うつ性セロトニン阻害剤：**左陰谷
・**デパス：**右行間、右丘墟、左耳門、右二間、左衝門、左復溜、左交信、左湧泉
・**自律神経安定剤：**左衝門、左聴宮

不安感、うつなどがある場合には、上腕の三焦経のツボと、右僕参がクローズになることが多い。三焦経のツボとは、右天井、右清冷淵、右消濼、右臑会である。

第13章

私の色彩治療研究と実践レポート

①ツボについて

色彩治療は、色の波動を利用した治療法であり、色のついた布を小さく切ってツボに貼るだけなので、治療は単純である。1～2㎜四方に切った布だけで、なぜそのように治療効果が上げられるのか。これはツボがスゴいからに他ならない。鍼灸ではツボを古くから用いてきた。中国三千年から四千年の歴史があり、鍼灸治療は紀元5世紀以降に日本に伝わってきたと思われる。

このツボの偉大さに気付かなかった私は、医学生時代にも東洋医学を学ばず西洋医学のみだったので、ツボなどをバカにしていた。ところが、卒業して30年以上経って色彩治療を学んでみると、はじめてツボのスゴさに気付いた。たった1〜2㎜四方の布についた色で病気が治るということが、何度もあったからだ。

このようにツボを鍼灸治療以外にも利用した治療はあるかもしれないが、顕著な治療効果をあげられるものは色彩治療だと思う。

色彩治療の難しい点は、色のついた布を貼ってもすぐに効果がなくなってしまう点である。そこで、金属製の物質を上に乗せることを考えついた。さらに、この金属に液体水晶をまぶすことにより、多くの波長の光がツボに届くようにした。

これによってかなり長持ちするようになったが、強く反応するツボではＮＭＮや三種の消耗が激しいため、劣化は早い。

ほとんどの疾患でツボは複数ある。その中の一番強いツボ、すなわちその疾患の探索棒で探ると、最も強くクローズするツボが主穴となる。主穴にミトコンパルスをかけたり、自宅でミトコン入りのエンピツでおさえたりしてもらうわけだが、主穴以外のツボも治療する必要がある。ツボは疾患によって20個から30個ある場合もあり、病気の多い人ほど多くのツボが関与していることがある。この場合、一つひとつの疾患についてツボを探して貼るのも大変なので、頻用されるツボの全てにＮＭＮ・Ｕ２光総合、三種または二種、スナップボタンを貼ることにしている。

②ＮＭＮについて

ＮＭＮとはニコチンアミドモノヌクレオチドの略であり、当院ではこれを基本のカラーとして全てのツボに貼っている。当院で用いている一番小さい四角の絆創膏にＵ２光総合と一緒に貼ってあるのがＮＭＮである。Ｕ２光総合はＮＭＮなどのカラーを長持ちさせるために貼るのである。なぜ多くのカラーの中からＮＭＮを選んだのかというと、基本になるカラーをツボに貼れば、ほかのカラーが必要なくなり、カラーを減らせるからである。もう一つの理由はＮＭＮが長寿遺伝子を活性化させるからである。

近年ＮＭＮについての研究が世界中の研究者によって行われ、最近ではエーザイ社がこれを内服薬として発売した。１ヶ月で10数万円もの高価な薬としてである。私の考えでは服用するよりも、カラーとして全身の必要なツボに貼った方が効果が大きいと思う。

例えば、脳のツボである左少海、肝臓のツボである左中封、腎臓のツボである左陰谷に貼れば、脳、肝臓、腎臓にゆきわたる。また、心臓のツボである左陰郄も同様である。

ＮＭＮそのもののツボは全身のほとんど全てのツボのうち、その人が病気になって必要となるツボの全てである。ＮＭＮの主穴は左手首の通里であるから、ここは必ず貼るようにしている。そうすると若く元気でいられると思うからである。ただ、ＮＭＮは劣化しやすいので、ＮＭＮの上に貼るのは三種よりもミトコンドリア16種の方が長持ちする。ミトコンドリア16種は高価なので、下に貼ったＮＭＮのみを新しいＮＭＮに変えた方がよい。毎日変えると良いが、なかなかそうはいかない。

ＮＭＮについての研究の一端をお話しする。西暦２０００年に、マサチューセッツ工科大学のガレンテ教授が長寿遺伝子を発見した。この長寿遺伝子は普段は不活の状態で力を発揮しないが、ＮＭＮを摂取すると細胞の中に取り込まれて長寿遺伝子を活性化する。長寿遺伝子は活性化されると、脳や血管等を若々しくして健康寿命を延ばすという。

また、ＮＭＮは体内でＮＡＤ（ニコチンアミドアデニンジヌクレオチド）という物質に変換されて、エネルギーを産生し、抗老化につながるという。ＮＡＤは加齢とともに減少するので、ＮＡＤを補うことが老化防止につながるのである。ＮＡＤは摂取しても消化管で分解されるので、その前駆物質であるＮＭＮが注目されるのである。

ＮＭＮはかなり強いカラーではあるが、病気が激しい場合にはその病気のカラーの方が強くオープンするので、その場合、病気のカラーもツボに貼らなくてはならない。たとえば脳梗塞や心筋梗塞の発作の時は、それぞれの疾患のカラーを貼らなくてはならない。

ＮＭＮよりも強くオープンするカラーは前述した、歯の細菌と中皮腫のカラーである。これらはすぐに改善するというわけにはいかないので、若い人は別として、大体の人が貼らなくてはツボがオープンにならない。したがって当院では、ＮＭＮの上にほとんど貼っている。

歯の細菌は歯槽骨に巣食っているので、すぐにはとれない。歯の細菌のツボは左衝門と左内膝眼であり、歯の細菌によって破壊された骨が空洞となったとき、その空洞を修復するツボが右伏兎であるから、これらのツボを治療し、同時に、もしも歯が悪い場合には治療が必要であることは言うまでもない。

神経痛誘発性空洞化骨壊死やＮＩＣＯは歯槽骨に巣食う細菌によるものだが、元は虫歯や歯周病が原因なので、歯のケアは大切である。毎食後ていねいに力を入れずに歯ブラシの毛先を使って歯磨きをするように勧めている。

中皮腫は数十年前にアスベスト（石綿）を吸ったことで起こるので、自分で努力して良くなるものではない。西洋医学的治療法にも、進行を止められるものはない。幸い色彩治療で進行が抑えられ、すっかり治癒するところまではいかなくても、かなり良くなるのが救いである。中皮腫のツボは左衝門、関元、右神蔵、右労宮である。

歯の細菌も中皮腫も、治療してすっかり良くなることはまれなので、NMNの上に貼らなければならないのである。

③老化防止について

古来より不老長寿は人類の夢であったが、体質的に長寿の人は別として、なかなか難しい。体質的に長寿の人は、遺伝的にHDLコレステロールという善玉コレステロールが多いことが多い。また、糖尿病になりにくく、血管が丈夫な人が多い。精神的にもあまりくよくよせず、前向きに生きている人が多い気がする。

このような体質的な問題以外で長寿のために心掛けたいことは多い。まずは食事と運動である。食事に関しては、当然のことながらお腹の調子を良く保つことが、免疫力増強につながる。免疫の約70％以上は腸で作られるようである。

したがって、食物に菌やウイルスが入らないものを食するのは当然であるが、作ってすぐに食べる、つまり新鮮なものを食べることも、ビタミンなどの壊れやすい物質を摂るうえでは大切である。また、食品添加物の入っていないものを食べることも大切である。すなわち、家庭で作られた新鮮な食事が良いわけである。

その上で老化防止作用がある食物を摂るようにし、抗酸化作用のある食材を用いる。例えば野菜では緑黄色野菜、つまり、ほうれん草、小松菜、パセリ、ブロッコリーなど。タンパク質も老化防止に大切であるが、中でもＨＤＬコレステロールが高くなるイワシ、アジなどの背の青い魚がおすすめである。

果実もビタミンＣが多いので元気が出るが、糖分が多いので、食べ過ぎないようにする必要がある。

全ての食材には様々な栄養素が含まれているが、どれが必要な食材かを見極めるには、食欲に頼るのがよい。今日はこれが食べたい、と思うとその食材に含まれている栄養素が足りない可能性があるからである。しかし、いつも食べたいものは単に好きだから、ということもあるので、偏らないように食べることは大切である。

また、運動も大切である。血行が良くなり、毛細血管などの細い血管に滞った血液を押し流し、血管のつまりを予防する。一酸化窒素が血管から出て、動脈硬化を予防する作用もある。運動と同時に、ストレッチも重要である。関節を軟らかくして可動域を拡げ、無理な力がかかった時に関節が障害されるのを防ぐ。バランスを保つ運動も転倒予防のために必要である。こういった運動やストレッチは毎日続けることが重要で、歩行ならば20分以上速歩きすると免疫力も上昇する。外気にあたることで紫外線の他、宇宙線（微量な放射線を含む）も浴びることができ、これが免疫力をあげる。ラジウム温泉に入ると元気になるのと同様で、微量な放射能は免疫を刺激する。

以上のようにくだくだと食事、運動の重要性について述べてきたのは、病気の原因として悪い食事、運動不足、ストレス、冷えといった間違った生活が挙げられ、これらは治療以前に問題だからである。年をとっているのに、今まで通り無理な仕事をしている人も多くみられる。こういったことを考慮することなしに治療しても、治療効果はあがらない。

色彩治療でも老化防止はできるが、あくまで上記のことを守っていただいた上でである。前述したように、NMN（ニコチンアミドモノヌクレオチド）を左手首の通里に貼ったり、全身のクローズするツボ全てに貼ったりすることで、老化防止はできる。しかし、NMNはすぐに劣化するので毎日貼り替えなくてはならない。剥がして貼り替えるのは大変なので、劣化したらスナップボタンの上にNMN・U2光総合を貼り、これを毎日貼り替えればよい。

また、老化防止関連の探索棒も、筆者の手元には23本あるが、そのどれよりもNMNの方が強くオープンするので、NMNのみでよいことになる。

さらに、左蠡溝は全身に張り巡らされている血管や神経などのツボであるが、ここに血行がよくなるカラー14種を貼っている。内容を下表2に示す。

これを貼ることによって動脈硬化、ひいては脳梗塞や心筋梗塞を予防できると思う。実際、私が新型コロナウイルスに感染した時には、この蠡溝に

表2　左蠡溝に貼っているカラー(血行を良くし、浮腫を抑える)

血栓板血栓
血栓溶解
ウロキナーゼ
プラスミノゲーン活性化因子
プロスタグランジンE2
内頸動脈硬化症
胸部大動脈瘤
頸動脈狭窄症
慢性リンパ浮腫
慢性リンパ浮腫2
重力波
逆浸透膜coil
筋力回復強化
筋再生因子

貼ったカラーが、いつもは1ヶ月持つのにすぐにツボがクローズになってしまうことを経験している。新型コロナウイルスは、脳梗塞を併発しやすいことはよく知られている。

50歳以上の方には、上記14種を1枚のシールに付けたものを蠡溝に貼っている。

前にも書いたように、前腕の小腸経のツボは心臓や脳の血管の病気のツボである。すなわち、脳梗塞、脳出血、心筋梗塞、狭心症のツボがここにある。また、前腕の小腸経の小海というツボは動脈硬化に効果がある。


動脈硬化には血圧も関係する。血管の内膜下の線維を減らすということである。血圧が高いと血管に圧力がかかり、血管壁が厚くなったり、心肥大が起こったりする。高血圧の原因である、塩分の摂りすぎ、飲酒、喫煙、肥満を改善し、ストレスを減らすことが大事である。そうは言っても、なかなか改善できないので西洋薬の降圧剤が用いられるわけである。

色彩治療にも、高血圧のカラーは有る。

④ミトコンドリアについて

ミトコンドリアは細胞の中に何百何千とある器官で、ATPというエネルギーを作り出す物質を作る。つまり、エネルギーの元である。ミトコンドリアが有用なのはミトコンパルスという、電気鍼の先端に取り付けることで治療効果が著しくなることでもわかるが、ミトコン16種を小さく切ってシールに付けたものも非常に効果がある。癌の治療には癌幹細胞のカラーを組み合わせたものが必要だが、ミトコン16種はこれに代わることができる。

さらに、新型コロナウイルスの治療では欠かせない。三種では効果がないのである。インフルエンザウイルスの場合も同様で、NMNの上にミトコン16種を貼ってスナップボタンを貼るだけでよい。インフルエンザウイルスや新型コロナウイルスのカラーは、強くオープンする時以外貼らなくてもよい。

これは寄生虫でも同様である。寄生虫感染も軽症ならば、その寄生虫のツボに従来通りのNMN・U2光総合、二種、スナップボタンという組み合わせでよいが、身体中に寄生虫のカラーがクローズするような症例は二種のかわりにミトコン16種を貼るとよい。ミトコンドリアのカラーは重層のため高価なのだが、治療のためには止むを得ない。

新型コロナウイルスの後遺症で咳が長引き、ツボに新型コロナ後遺症のカラーを貼っても効かない場合、肺野で新型コロナウイルスの探索棒がクローズになる箇所にNMN・U2光総合、ミトコン16種、スナップボタンを貼ると咳が止まる。また全身の力が出ないといった、後遺症がある場合には必要なツボの全てに、三種の代わりにミトコン16種を貼るとよい。
ミトコンドリアにはペンダントも作られている。これを胸に下げていると元気が出るはずである。

⑤貼り替えについて

カラーが劣化するのは、大体5日くらいからである。貼った直後は大変良く効く。したがって1週間に一度貼り替えるのが理想であるが、なかなかそう出来ない。そこで当院では、週に一度くらいミトコンパルスをかけに来ていただいたり、剥がれた箇所を修復したりしている。重要なツボにミトコンパルスをかけることは非常に有効だと思う。自宅でもミトコン16種の入ったエンピツで重要なツボを押さえていただいているが、ミトコンパルスはそれの10～20倍の効力がある。

特に癌の場合の左湧泉、骨折・ひびの場合の左霊道、脳出血、脳梗塞、心筋梗塞、狭心症などの重篤になる疾患の小腸経のツボの場合にミトコンパルスをかけるとよい。しかし、膝や背骨の骨がつぶれて骨折の検索棒がオープンするような場合には、週1、2回、左霊道にミトコンパルスをかける必要がある。骨折は治りにくいのである。ミトコンパルスを頻回にかけても、3週間から6週間くらいは骨折・ひびの探索棒がクローズにならない。改善しても骨粗しょう症の治療は続けなくてはならない。

⑥未病を改善する効果

脳梗塞、脳出血、心筋梗塞、狭心症といった疾患を予知することは臨床所見からは難しい。頭痛、めまい、知覚異常、ひどい時には半身の麻痺が起こって、はじめて脳の異常が疑われる。心臓も同様である。しかし、こういった症状が現れた時は、既に相当進行している場合がある。色彩治療では、未病の段階で診断ができる。つまり症状が何もなくても、ごく初期の段階で診断ができる。

当院では色彩治療するすべての患者様で、脳と心臓のチェックは毎回行っているので、その際に脳や心臓の疾患が見つかることが多々ある。心臓や脳の血管系の疾患のツボは右前腕の小腸経にあるので、それらを治療すれば大事に至らずに済む。放っておいても自然治癒することは多いと思うが、治療するに越したことはない。

同様に癌も症状が現れる前に診断、治療ができる。

他にも肝臓、腎臓、胃、胆のう、膵臓、前立腺、婦人科疾患なども訴えがあれば診断するが、なければ行なっていない。毎回ここまで診断するのは大変である。

患者様はしたがって、2ヶ月に一度くらい色彩診断、治療を受けてくだされればかなり未病の段階で改善し、病気の発症を防ぐことになると思う。

⑦当院の治療法が便利なわけ

色彩治療の原理が加島春来先生によって確立されて以来、これを用いた治療法はいろいろある。どの系統のツボを使うか、系統だててツボを用いず、このツボはこれに効くからといったやり方で行われることも多い。

そもそも、色彩治療で用いられるツボの効用は、鍼灸で用いるツボの効用とは全く違うので、独自のツボ、色彩治療用のツボを用いる場合もある。当院では、佐藤正喜先生が提唱された経絡に基づく治療を行なっている。

ツボにはそれぞれカラーを貼ることによって、決まった病気を治す効能を持っている。その効能は、その病気のカラーを貼らなくても発揮される。

例えば、脳梗塞を起こした患者さんがいるとする。脳梗塞のツボは右陽谷なので、ここに脳梗塞のカラーを貼れば良さそうだが、それはＮＭＮよりも強くオープンする場合で、症状があるような場合である。大多数は症状がなく軽いものなので、この場合はNMN・U2光総合、三種、スナップボタンのみでよい。

このように治療は一律である。また、病名診断で治療できることもメリットである。西洋医学で診断された病名のツボに、NMN・U2光総合、三種、スナップボタンを貼ればよい。ただ、ツボは一つのことは少なく複数存在するので、その全てに貼ることが必要である。本書を参考にしていただければ、ツボの名称が記載してあるので、探索棒やその病気のカラーがなくても、以前にオープンしたカラーがあれば治療ができる。また、ほかの病院で確定診断された病気も、ツボがわかるので、そのツボを治療すればよい。ただし、ツボが間違っていたり、主穴が違っていたりする場合もあるので、全てを信じずにご自分で確認していただきたい。間違っている場合はご一報いただければ幸いである。

先日も、寄生虫のアメーバ腸炎の主穴を間違えてしまい、いくら治療してもアメーバが消えないため、よく診たら主穴は左耳門であった。ここにミトコンパルスをかけて、NMN・U2光総合、ミトコン16種、スナップボタンを貼り、自宅でもミトコン16種入りのエンピツで押さえてもらったところ、アメーバ腸炎はすっかり改善して食欲が出て、痛みもなくなった。

この患者の場合、アメーバ腸炎が強くオープンしたのでNMN・U2光総合と共に、アメーバ腸炎のカラーも入れて全てのツボに貼った。

また、ウイルス、特に新型コロナウイルスやインフルエンザといった、強くオープンするウイルスや寄生虫などでは、三種の代わりにミトコン16種を貼らなくてはならない。この点だけ注意していただければ治療は単純である。

⑧色彩治療のメリット・デメリット

色彩治療は波動医療なので、西洋医学の薬、手術、放射線といった治療とは原理が全く違う。そのため西洋医学では治らない疾患も色彩治療で治ることが多い。

特に癌を治癒させる力には、我ながら驚くほどである。さらに先天的な筋ジストロフィーやパーキンソン病の進行を止めることができる。てんかんも薬を用いずに発作を止めることができる、といった具合に多くの疾患で進行を止めたり、治癒させたりすることができる。しかも癌幹細胞のツボまでわかっているので、左湧泉を治療すれば癌幹細胞の活動が抑制され、転移を防ぐことができる。

治療はミトコンパルスの刺激量を強くすれば、多少の痛みはあるが、あとは貼るだけなので痛くない。しかし貼ったものはすぐに取れてしまうデメリットがある。それにカラーも劣化するので、強力に効くのは3、4日である。その後は効力が落ちるが、ツボの位置さえわかっていれば、ミトコン16種入りのエンピツでそのツボをタッチすれば、ミトコンパルスのように強く効くわけではないが、大変効果がある。

患者様の中には来院しなくなって、自宅でツボをミトコン16種のエンピツでおさえるだけの治療を行なって効果をあげている人もいる。当院では予約はずっと先になってしまっても、その間にミトコンパルスをかけに来ていただいたり、剥がれたところを修復したりするために、週に1回か2週間に1回ほど来院していただくことも多い。

治療は一人1時間はかかるので、1日に数人しか診ることができず、スタッフが少ない現状では頻回に診ることが不可能である。スタッフの育成が必要なのは言うまでもない。治療を短縮することは困難である。身体はある臓器のみ治療しても、他の臓器とも繋がっている。部分的に治すことはできるが、それでは充分ではない。

例えば、心筋梗塞が起こった患者が来院したとする。心筋梗塞には歯の歯槽骨に巣喰う細菌が非常に悪い影響を与えている。また、脂肪肝や腹部の脂肪も悪影響を及ぼすし、膵臓の機能が悪くなって糖尿病になると、血糖が上昇して血液が凝固しやすくなる。このように身体の他の臓器とも密接に絡み合っているので、全身の治療をしたほうがよい。

最近は西洋医学でも、歯科的治療の重要性がいわれており、また糖尿病の治療の重要性も指摘されている。

色彩治療では、1時間のうちにこれら全てを考慮して治療するのだから、長時間とはいえないかもしれない。特に加齢に伴い身体のいろいろな部分が悪いと、身体全体の治療になってしまう。

東洋医学的考え方では、身体を一つの宇宙とみなして身体全体を脈などで判断して治療するが、西洋医学では、診療科がどんどん細分化して身体全体を診ることが疎かになっている。

色彩治療のメリットに、診断の速さが挙げられる。身体全体の臓器の診断、細菌やウイルス、寄生虫の診断に至るまで最長で1時間、短ければ15分くらいで診断できる。この中にはインフルエンザや新型コロナウイルスの株の種類を見分けることも入るし、胃腸炎を引き起こすノロウイルスやエンテロウイルス、ロタウイルス、ヘルペスを引き起こす帯状疱疹ウイルスや単純ヘルペスウイルスも含まれる。

また、炎症性サイトカインも10種類ほど用意している。さらに、中皮腫の種類やＮＩＣＯ

の種類も特定できる。癌の有無、その場所の特定も含まれる。

臓器では脳梗塞、脳出血、脳浮腫、脳動脈瘤など、心臓では各種不整脈、心筋梗塞、狭心症、心臓の筋肉の各種の異常、弁の異常などがわかる。これらが短時間のうちに診断できるのであるから驚異的である。西洋医学では、ウイルスの特定をするのでさえ1週間はかかることもある。

西洋医学では、ウイルス感染に対して十分な治療法がないのに対して、色彩治療では、インフルエンザ、新型コロナウイルス、ノロウイルス、ロタウイルス、ヘルペスウイルスなどのカラーが出来ていて、早期に治癒させることができる。

色彩治療のデメリットは前述した通り、カラーが剥がれやすく、長持ちしないことである。本来ならば剥がれたカラーを常に補い、週に一度は全て貼り替えることが理想だが、現実問題として治療は4週に一度くらいになってしまう。それでも自宅でミトコン16種の入ったエンピツで、主要なツボを押さえてもらっているので、これが効いている。

薬を服用することはないので、薬の副作用も心配することはないが、降圧剤のように毎日服用することで血圧が安定するというメリットはない。

また、診断は早くできるが、画像診断はできないので説得力に欠ける。

さらに、施術者の技量によって病気の治り具合も多少違ってくるが、これは西洋医学でも同様である。


色彩治療の大きなメリットは、経済面と環境面である。

現在、国家予算に占める医療費は増加の一途であるが、色彩治療では色のついた布を貼るだけであるから、これで病気が治るとしたらとても安い。1台何千万円、何億円とする機械で診断、治療しなくてもよいのだから、健康保険の保険料も安くなるはずである。現在は色彩治療は自費診療なので、個人負担は大きいが、健康保険適用になれば安く済む。

また、ゴミとして排出するものは少ないので、捨てるのにCTやMRIなどの機械のような費用もかからない。

⑨最近の病気の傾向

色彩治療をしていると、最近の病気の傾向がわかる。例えば、アメーバ腸炎という探索棒がオープンする頻度が、以前に比べて格段に多い。それに伴って他の寄生虫の探索棒がオープンする。
アメーバとは寄生虫で、低開発国で多く見られる。腸に住み着くと下痢や腹痛を引き起こし、肝臓や腎臓に入ると肝障害、腎障害を起こす。また、心臓に入ると不整脈を起こす。西洋医学では、まだ寄生虫が病気を引き起こすことが増えていることは指摘されていない。私見だが、抗生物質が非常に多く用いられ、細菌感染は減ったが、他のウイルスや寄生虫といった、特殊な抗菌薬しか効かない疾患が増えているのではないだろうか。

また、糖尿病が非常に多いように思う。血糖が上昇すると血管の中の血液の凝固性が高まるので、脳梗塞や心筋梗塞が起こりやすくなる。現代では美味しいスイーツ、コーヒーをはじめとする甘い飲料が増えている。コーヒーや紅茶はストレートで飲めば問題ないが、ジュースなども甘いものがあり要注意である。昔は巷に甘いものが少なかったので、糖尿病も少なかったが、現代では欲望の赴くままに飲食する傾向にあるので、これも時代のせいかもしれない。

症状が出ない脳梗塞をかくれ脳梗塞というが、色彩治療ではこれが診断できる。普通は頭痛、ふらつき、手足が動かない、などの症状が現れてから病院に行くが、症状がなく、早期またはは重要な神経の通っていない部位の脳梗塞や脳出血は治療しないことが多い。しかし、これも頻回になればアルツハイマー型認知症の原因になる。色彩治療ではこれが診断でき、治療も簡単なので、まさに未病を治すことができるのである。糖尿病になると、このかくれ脳梗塞が増えると考えられる。最近はこれが多いように思う。

脳梗塞、心筋梗塞といった病気は甘いものをやめるだけで相当減らせると思う。昨今はクリスマスやバレンタインでスイーツを宣伝し、一般客はそれに乗せられて購入したくなるが、身体のことを考えると甘いものを食べるのは少なめにしておいたほうがよい。

⑩高血圧の治療

高血圧Aパターンのツボは◎天突、廉泉、左少海、右兪府、左雲門、左中府、左湧泉であるが、貼ってすぐに降圧するわけではない。

高血圧は原因として様々なものが考えられる疾患である。まず、加齢とともに起こる動脈硬化である。動脈壁に血漿成分や脂質が付着浸透して硬くなり、血管壁が細くなるので血行を保つために、心臓は拍出量を増やすために収縮力を強める。そのために血圧が高くなる。本態性高血圧といわれているものである。

これに加えてストレスが多いと、交感神経優位になって心臓の収縮力は益々強くなる。寒さなどもストレスであるから血圧が高くなる。仕事上や家庭内のストレスも血圧を上げる要因である。

さらに、食事によっても血圧は上昇する。塩分の多い食事は血圧を上昇させる。これは個人差はあるものの、概して塩分過剰摂取は高血圧の原因となる。食事内容でも動脈硬化をきたして高血圧になる場合があるので、バランスのとれた食事にすべきである。

また、運動も血圧に関係する。運動をすると血行が良くなり、血液が身体の隅々まで行き渡り、臓器が丈夫になるし、細くなった血管を拡げるので血圧が下がる。毎日一定時間続けることが大事である。

このように血圧のコントロールには、日常生活の様々なことが関係している。西洋医学で用いられる降圧剤は手軽に血圧が下がって便利ではあるが、降圧の原理として血管拡張、血管内の水分を減らす、心臓の拍出力を弱めるといったことが挙げられ、これらはいずれも高血圧の根本治療にはならない。

降圧剤を用いるにしても、生活習慣の見直しを行ったほうがよい。

色彩治療も同様で、日常生活に高血圧の原因となるものはないかをよく考え、あれば改善しなければ降圧しない。色彩治療のメリットは副作用がないことである。西洋薬の降圧剤は不整脈が出たり、肝機能障害や腎機能障害をおこしたりする場合がある。しかし、大規模調査で西洋薬の降圧剤は高血圧を改善し、長期に見た場合、服用していた群は服用しなかった群よりも、有意に死亡率が低かったことが示された。筆者としては、降圧剤を服用していた患者様は、そのまま服用するようにお願いしている。

筆者も高血圧だった時期があり、短期間降圧剤を服用したことがあるが、運動によって血圧を下げることができた。この運動とは、仰向けに寝て足を1分間上げ、うつ伏せに寝て両手両足を1分間上げるというもので、これによって一酸化窒素が血管壁から出て、動脈を拡張する。これは薬を用いず、色彩治療も行わなくてもよいから、良い方法である。動脈硬化改善作用もあるので理想的である。しかし毎朝夕、これを行うのは結構辛い。筆者の経験だと、降圧効果は明らかである。

高血圧の治療のように、色彩治療が疾患、または患者様によってはベストの治療法ではないことも事実である。ケースバイケースで治療しなければならない。

⑪癌についてわかったこと

色彩治療をしていて、癌についてわかったことがいくつかある。

癌は何年も経って大きくなると一般的にいわれているが、1、2週間で急速に大きくなることも経験している。とくに免疫の落ちている人は癌の進行が速い。2週間前までは癌が確かに無かったのに、今回は有る、ということがしばしばある。もちろん、数年経っても大きくならない癌もある。

また、癌にはその中心となる種がある。そこを治療しないと何回でも再発する。もちろん左湧泉は癌幹細胞のツボだから、左湧泉はしっかり治療するが、その他に、この癌の種を治療しなければならない。癌の種は、例えば皮膚のイボに有ったり、前立腺癌では下腹部の反応点に有ったりする。

この癌の種の治療法だが、iPS癌①はオープンしないにもかかわらず、癌の種の上下の督脈、任脈上ではツボ以外も細かくiPS癌①がクローズすることが多い。そしてなかなかならないことがある。根気よく治療しなければならない。

癌の治療は前に述べた任脈、督脈、それに関連したツボに貼るのが基本で、これは欠かせない。しかし、ある程度大きくなるとそれ以外の任脈、督脈の上に反応点が出るので、そこにも貼ると早く癌が消失する。要らなくなればそれらのカラーは剥げ落ちることが多く、それは良くなった証拠であるが、前に述べた基本の任脈、督脈上のツボは取り除かないほうがよい。自然に取れるまで着けておいた方がよい。

癌の種が治療されないためかどうかわからないが、癌を治療後、癌の反応がなくなったはずなのに、早期に再発することがある。

癌の種を見つけ出して治療はするが、どくだみ茶を飲むことも有用である。どくだみは茎と葉、花を刈り取った後、洗って乾燥する。これをお茶のように急須に入れてお湯を注ぎ、1～2分くらい経ったところで服用する。どくだみは魚腥草として漢方薬で古くから用いられ、腫瘤を消失せしめる作用が示されている。日本でも民間療法としてお茶がわりに用いられてきた。癌に対する有効成分は、煎じてしまうと消失するので、お湯を注いで服用するのみでよい。

このどくだみの抗癌作用は弱いので、癌の発生、あるいは大きくなるのを予防するのだと思う。再発予防には最適である。大きくなってしまった癌を治そうとして大量に服用すると、今度は利尿がついてしまい、腎臓を障害する危険がある。また、作用時間も短いので1日3回、ひとつまみのどくだみにお湯を注いで服用する必要がある。

このどくだみの服用は、癌が消失してから半年か1年は欠かさずに服用することが勧められる。この期間。種があるためか再発しやすいからである。

日本人の半数は癌に罹患するといわれているほど多いのに、治療法として波動治療を用いる研究があまり行われていないのはなぜだろうか。色彩治療でもこんなに効くのだから、もっと研究されても良さそうに思う。

⑫色彩治療での治療効果の発現について

色彩治療は診断も早くできるが、治療効果も早い。特に早いのは痛みに対してである。骨折の痛みなどは時間がかかるが、一般には貼った直後に痛みが軽くなる。根本的に治るにはミトコンパルスやミトコン16種の入ったエンピツを使ったり、スナップボタンを貼って数日経ってからのことが多い。

癌の治療でも、大腸癌のために腸閉塞をきたして腹部膨満、便秘の患者にカラーで癌治療をしたところ、翌日MRI検査のために色彩治療をして貼ったカラーを全て剥がされたにも関わらず、便秘が解消し、腹部も平坦となり、食事も取れるようになった。このように癌も完全に治すには時間がかかるが、1日ないし数日で画期的に縮小すると思われる。

ましてや急性病に対しては、効果が早く現れる。治療が終わってすぐに改善が見られることが多い。例えば風邪で喉の痛みを訴え、咳が出る患者の場合、喉の痛みはなくなり、咳もしばらくして少なくなることが多い。これは症状を引き起こしているウイルスや細菌を見つけ出し、そのカラーを貼るためである。しかし、これによって他のウイルスや細菌が増えて高熱になる、ということも見受けられる。特に免疫力の弱い人で見られるので、経過を注視していかなければならない。急性病の場合も歯槽骨に巣喰う細菌や、中皮腫の影響もあるので、これらの治療も同時に行わなくてはならない。

⑬西洋医学との併用について

診断についていえば、色彩診断では画像診断ができないので、ＣＴやＭＲＩのように説得力はない。そこで、癌の大きさを知りたい時は、西洋医学に頼るしかない。もちろん色彩診断でも大体の大きさはわかるので、不自由はない。しかし、癌が消失したことを確かめるために、ＣＴやＭＲＩを病院にお願いすることは多い。

薬に関しても併用は問題ないが、身体に合わない薬が処方されていることも多い。他の先生が処方して下さった薬なので、私が中止することはできないが、薬が身体に合っているか否かは、患者様にお伝えするようにしている。

癌については、抗癌剤や放射線治療は身体を弱らせ、免疫力を低下させる。時間が経って回復した後ならば問題ないが、身体が弱っている時に色彩治療を行っても、癌は治っても身体が弱ったまま回復しないことが多い。そこで、癌の治療に関しては診断がついたら、すぐに当院に来院してもらうのがベストである。当院で1ヶ月程度治療してから、再度MRIなどの検査をしてもらい、治癒していればそれ以上の西洋医学の治療は受けない方がよい。

昔、癌のために内臓の臓器を取れるだけ手術で取り除き、さらに抗癌剤、放射線治療を受けた患者様が、色彩治療を希望して来院され、治療は行なったが、2週間後に亡くなってしまったという事例もある。

免疫力を高めるには、ベースとなるのはやはり食事である。腸内細菌を良い状態にしなければならないので、発酵食品を多く摂り、添加物のない新鮮な食品がよい。次に運動、入浴、身体を冷やさずに体温を高くしておく、ストレスのない生活をする、といったことである。その上で漢方薬などを服用してもよい。したがって免疫力を上げることは簡単ではなく、地道な努力が必要である。いったん下がってしまった免疫力を上げるのは大変である。

感染症に関しては、色彩治療では抗生剤の効かない多剤耐性菌も退治することができる。

また、寄生虫やウイルスもすぐに診断ができるので、治療もすぐに始められる。しかし、それでも菌交代現象が起こって発熱したりする場合もあり、体力がない場合には、輸液をしてもらって抗生剤を使用してもらうと、危機を脱することができる。そのため、西洋医学との連携は大切である。

⑭色彩治療が広まらない理由

色彩治療は波動治療である。そして現代で全盛のＣＴやＭＲＩなどを用いたデジタル的な治療ではない。アナログ的な治療とでもいおうか。指の感覚をたよりに治療するのであるから、古めかしいイメージは拭えない。

おまけに今までの西洋医学のやり方とは全く違うし、今までの東洋医学とも異なる。このように全く新しいものなので、排除しようとする感情が起こりやすい。

しかし、ここで古代ローマを思い起こしていただきたい。ローマは広大な領土を何世紀にもわたって平和に統治し、これはパクスロマーナといって有名である。ジュリアス・シーザーは、今のフランスにあたるガリアの部族を戦いで負かした。そこで行ったことは、ガリアから搾取するのではなく、ガリアの文化を尊重して平和裡に統治したのである。部族長に自分の名前まで与えて、ローマの中に組み入れたということである。

古代ローマのやり方は、自分になじまないものも受け入れて、平和に繁栄する結果となる。翻って、日本の明治時代の漢方や鍼灸の取り扱いを見ると、当時は政府の方針で西洋医学一辺倒であったので、漢方医はそれにそぐわない医学を行なったとして、投獄されたという。色彩治療も、もっと西洋医学のほうでも歩み寄ってよいと思うのに、全く関心がないようである。

また、患者にしてみると術者の指に感じる拍動で診断するという、主観的な方法で診断するやり方に対して、科学的でないと拒絶反応が起こるのであろう。身体中にシールを貼られることに、抵抗を感じる患者も多いと思う。

色彩治療研究会でパワーテストの講習が行われているが、これを習得できない会員もいると思われる。これも色彩治療の発展の障害になっている。

⑮細菌治療をめぐって

西洋医学が大きな壁にぶつかっていることは確かである。

筆者が30代の時に、病院で小児科医として勤務していた頃、子供が風邪をひいたり、発熱したりすると、すぐに抗生剤を処方していた。自分でも抗生剤以外に治療法はないのだろうかと、内心思っていた。ある時、友人にそれを指摘され、漢方薬を使って体質改善を試みるようになった。また、漢方薬は感染症の急性の場合も有効であった。漢方薬は抗生剤のように受け身になる薬ではなく、身体が発汗したりして病原菌を退治するといった、能動的な薬である。抗生剤と作用機序が全く違う。抗生剤を使いながらも、その使用量は漢方処方のおかげで減ったと思う。

今では耐性菌が多く出現し、それに対抗するために、より強力な抗生剤を開発するといった、いたちごっこになっており、世界中でこの悪循環を断ち切ろうとして、抗生剤を使わない傾向になってきている。軽い咽頭炎や中耳炎には、欧米諸国では使用しない傾向にある。

日本は世界有数の抗生剤使用量が多い国である。当院ではこの1年間、全く抗生剤を用いずに漢方薬と色彩治療で細菌感染、ウイルス、寄生虫感染を治療してきた。しかし免疫力が極端に低下した人、例えば癌の末期、食事が長期に取れなかったような人が感染症になると、体力維持の観点から、輸液が必要だったりして、入院を余儀なくされる。しかしこういったケースは稀であり、ほとんどは抗生剤なしで対処できる。

抗生剤を服用すると、腸内細菌が大幅に死滅してしまい、胃腸の具合が悪くなる。食欲がなくなったり、便秘になったりする。免疫は腸で約70％以上が作られているのに、これらが作られなくなってしまう。こういった点も当院が抗生剤を用いない理由である。

⑯色彩治療のうち、カラーを貼る以外の治療法

不整脈のような、カラーを貼るだけでは再発してしまう疾患には、パックと称するものを作って用いるとよい。

カラー布を5㎜角くらいに切って、ゼリーの中に入れて、分厚いポリエチレンの袋に入れて密封する。これをパックと称する。このパックを頭に乗せ、紫外線ローラー（加島色彩研究所にて販売）で患部をこすると、カラーを貼った時と同じような効果が期待でき、劣化することがないので繰り返し用いることができる。

脳動脈瘤があるために脳出血を繰り返す患者様や、心房細動のため、頻繁に脳梗塞を繰り

返す患者様には適している。また、頭に乗せてローラーをかけなくても、直接患部に置くだけでも有効である。

⑰筆者が高齢になって再開業した理由

筆者は東京で小児科内科を33年間開業していたが、両親が亡くなったのを機会に、東京の医院を畳んで福島県白河の山奥、西郷村というところに移住した。若い頃は60歳を過ぎて閉院したら悠々自適の生活を楽しもうと思っていたが、開業も後半になって始めた色彩治療が効果が出てきたので、もったいないと思って西郷村で開業したのである。

東京の医院の医療用機材をすべて持ってきたので、無駄なく開業できた。若い頃のようにがむしゃらな仕事はできないと思うので、自分にセーブをかけながら、健康に注意しながら仕事をしようと思った。

開業してみると、色彩治療では日々新しい発見があり、深く治療について思いを巡らせることができて楽しい。色彩治療は術者の数だけやり方があるくらい、幅広い治療ができる治療法である。言い換えれば、それだけ勉強が必要で、自分の方法を確立するための試行錯誤を繰り返している。患者様の治療法をあれこれ思いめぐらせて考え、それを使ってみて患者様がよくなるとこの上なく嬉しい。患者様がよくなり、笑顔が見られることが何よりの生きがいになっている。

今まで診療していて最も嬉しかったことがある。普通、大病院でレントゲン検査を受ける場合、患者様は色彩治療の絆創膏を剥がすように求められ、大抵の患者様は剥がしてしまうが、その患者様とその奥様は、声を大にして「剥がさないでください」と言ってくださったとのことで、結局カラーをつけたまま検査を受けたそうである。そこまで色彩治療を信じて、大事にしてくださったことに感激した次第である。

まだまだ色彩治療は信じていただけない場合も多く、効果が顕著でなかったりすると、すぐに来院中止となることも多く、そういった時は自分の不勉強を鑑みてガックリと落ち込んでしまうが、嬉しいこともあるので頑張って続けようと思っている。

⑱色彩治療の進歩

色彩治療はまだ30年くらいの歴史の浅い治療法であり、最良の治療法の開発を続けている。これはカラーを作製する側である加島色彩研究所も、国際色彩研究会の会員も同様である。

例えば、最近開発された新型コロナウイルス後遺症という重層カラーがあるが、これは漢方薬数種類と亜鉛を加えたカラーである。調べてみると、このカラーはＮＭＮよりも強くオープンする場合もある。しかし中皮腫一式や神経痛誘発性空洞化骨壊死一式よりも弱い。

このように、新しいカラーも続々と作られている。新しい治療法も研究会で発表されている。ミトコンパルスはその良い例である。したがって、現時点で自分で最高の治療法だと思っても、すぐにもっと良い方法が出てくるであろう。

おわりに

この本を書いた目的は、多くの方に色彩治療が有効な治療法であることをわかっていただき、広めることである。そのためには、色彩治療ができる施術者が増え、国際色彩治療研究所が発展することが望ましい。

この本を読んでいただいて、このような治療法を学びたいと思われる先生がいらっしゃれば、短期であれ長期であれ大歓迎である。

稿を終えるにあたり、執筆に協力して下さった廣田稔、および難しい字が多いところ、文章入力に協力して下さった佐久間達也先生に感謝いたします。

２０２３年11月　廣田曄子

廣田曄子

［ヒロタアキコ］

1970年、慶應義塾大学医学部卒業。同学部小児科学教室に入局後、荻窪病院、国立東京第二病院小児科などに勤務。1985年、曄小児科内科を東京都杉並区に開業する。現在、廣田診療所（福島県西郷村）院長。1984年、イスクラ漢方奨励賞受賞。1988年、医学博士の学位を取得。1992年、日本内科学会認定医、2005年、日本小児科学会専門医の資格を取得、2006年より国際色彩診断治療研究会会員、2009年より国際四象医学会名誉会員。四象医学、中医学などの漢方治療や色彩治療を採り入れ、東洋医学と西洋医学を含めた新しい統合治療を試みている。

カバーデザイン

鳥越浩太郎

本文デザイン・DTP

鳥越浩太郎

あきらめていた病気《びょうき》を改善《かいぜん》させる
色彩治療《しきさいちりょう》の手引《てび》き

2023年11月30日　第1刷

著　者　廣田《ひろた》 曄子《あきこ》
編　集　株式会社 プライム涌光
発　行　青春出版社
プレミアム編集工房
東京都新宿区若松町12番1号　〒162-0056
代表　03(3203)5121
premium@seishun.co.jp
印　刷　三松堂株式会社
製　本　三松堂株式会社

ISBN978-4-413-08518-2 C0047

定価　本体1400円+税